医師たちが選んだ認知症への切り札

驚きの改善報告と「ミエリン仮説」の真実

よみがえる認知機能！

日本認知症学会 認定医・指導医
日本脳神経外科学会 専門医
工藤千秋 著
現代書林特別取材班 編

現代書林

はじめに

人類の悲願であるアルツハイマー型認知症克服の歩みは、艱難辛苦の途上にあります。原因の一つは、長年不動の発症メカニズムとされてきた「アミロイドβ仮説」の信憑性が揺らぎ、それを「可溶性アミロイドβオリゴマー仮説」へと進化させたものの、成果となるべき根治薬が開発できていないことです。そうした中で近年「ミエリン仮説」がクローズアップされてきました。

ミエリンとは、脳の神経細胞の軸索を取り巻いているサヤ（髄鞘：〝ずいしょう〟といいます）です。このサヤによって保護されなければ、神経細胞は正常に働きません。ミエリンは中高年以降になると古びて脱落しますが（脱髄）、通常新しいミエリンが巻かれて再生します（再ミエリン化）。それができなくなり、軸索が壊れて（変性）、軽度認知障害（ＭＣＩ）からアルツハイマー型認知症へと進むというのが「ミエリン仮説」です。

わが国では早くから、慶應義塾大学医学部漢方医学センター元特任教授で現在はグロービアミエリン研究所所長として活躍しておられる阿《あ》相《そう》皓《ひろ》晃《あき》先生を中心とした研究チームにより「ミエリン仮説」へのアプローチが行われてきました。その成果として2017年、グロービアミエリン研究所においてミエリンを活性化させるサプリメントが誕生したのです。本書ではこれをミエリン活性サプリメントと呼んでいます。

ミエリン活性サプリメントのおもな成分は、陳皮由来のヘスペリジン、じゃばらに含まれるナリルチン、大豆由来のα－GPC、桂皮エキス（シナモン酸）です。これらの原料を粉末にしたカプセルは、軸索にミエリンを巻くオリゴデンドロサイトを増やし、活性化させる効果が期待されています。さらにミエリン膜の原料となるMBP（ミエリン・ベーシック・プロテイン）とリン脂質（ホスファチジルコリン）の生産を促すことで、認知症の発症抑制および病態を改善しようというものです。

今日、アルツハイマー型認知症に関心のある読者の皆様は、世界中で根治薬の治験が手詰まりになっていることをご存知でいらっしゃると思います。しかし、サプリメントの摂取によりそうではないことが起こりつつあることを知ると、驚かれるのではないでしょうか。本書は認知症医療の切り札となりうる選択肢を、いち早く皆様にお届けするために書かれたものです。

本書の第1部は私が担当し、ミエリン仮説の成り立ちとミエリン再生へのステップについて述べました。第2部は臨床、介護分野でミエリン活性サプリメントを使っていらっしゃる先生方を現代書林取材班が訪ね、ルポとしてまとめたものです。

そこには、アルツハイマー型認知症の中核症状やBPSDだけでなく、脳変性疾患に起因するさまざまな障害への改善報告が含まれています。これは、対象となる症状が絞り込まれ用途を制限される新薬と、対象となる状態を広くとって使えるサプリメントとの違いと言えるでしょう。

ともあれ刻々と進む高齢社会は、いたずらに数年、数十年を要する新薬開発を待てません。私たちがいち早く世に提唱するミエリン活性サプリメントの改善例を示すことは、高齢化問題に取り組む多くの方々の参考になることと信じます。

本書が認知症の患者様とご家族、医療や介護に従事される皆様のお役に立ち、明るい高齢社会の一助となれば幸いです。

2020年8月

医療法人社団　くどうちあき脳神経外科クリニック理事長・院長　工藤千秋

推薦のことば

順天堂大学大学院医学研究科客員教授　田平　武

アルツハイマー病のアミロイド仮説に基づく新規治療薬の治験が次々と失敗し、アミロイド仮説の再検討がせまられています。

その結果を待たず、すでに見切り発車して、生活習慣の改善による予防に真剣に取り組んでいる人たちがいることはテレビ等での報道でよくご存じのことと思います。

また、ミエリン仮説に基づいて予防・治療法を開発しようとする人たちがいます。

この本はその仮説をやさしく解説し、サプリメントによる症状の改善と進行予防の可能性を記したわが国で最初のものになります。

実は、私はアミロイドワクチンを開発して出番を待っているのですが、ミエリンの研究家でもあります。米国ＮＩＨ留学のときミエリンの超微細構造の研究をされていたヘンリー・ウエブスター先生に師事してミエリンの研究を行いました。そこではミエリンにはジッパーのようなミエリンをほどけなくする構造物があることを発見しました。

また、代表的ミエリンの病気である多発性硬化症の研究を行い、今でも日本多発性硬化症協会の理事をしています。

ミエリンは電線を覆うビニールのように神経突起を覆っている鞘で、高次脳機能にとって欠かせないものです。ミエリン形成は胎児期から始まり20代になり漸く完成することがわかっています。大変興味深いことにこのミエリン形成が最も遅れる部位からアルツハイマー病が始まることがわかっています。

また、アルツハイマー病ではミエリンが傷害され、脱落していることが画像や病理検査で示されており、ミエリン仮説として注目を集めつつあります。

著者らはこのミエリンを修復・活性化する物質をミカンの皮、シナモンの皮などに見出しサプリメントとして使用した手ごたえが本書に記されています。

もちろんこれらの物質はミエリンだけに効果を示すものではなく、神経細胞にも効果を示し双方向性に効果を発揮しているものと思われますが、何であれ患者さんの苦痛を取り除き良い結果が出ればいいのです。

これから本格的な治験も行われ、その効果が科学的に検証されることでしょう。

それを待てない読者はこの本に登場されるすばらしい先生方に相談されることでしょう。多発性硬化症のような本来のミエリンの病気の方にも応用が広がるかもしれません。

2020年8月

目次

第1部　認知症医療の常識が変わる

PART I　アミロイドカスケード仮説からミエリン仮説へ

PART Ⅱ

ミエリン仮説という希望の光　27

PART Ⅲ

ミエリン再生へのステップ1

漢方薬から見出された有用成分　40

第2部 医療と介護現場の最前線ルポ

《医師による症例報告07》

フェルラ酸サプリメントで感情面を整えて
ミエリン活性サプリメントで中核症状を改善させる

《介護現場からの報告02》

ミエリン活性サプリメントで認知症の母親を支えた

《獣医師による症例報告》

ミエリン活性サプリメントは、動物（老犬）の認知症にも効果を発揮しています

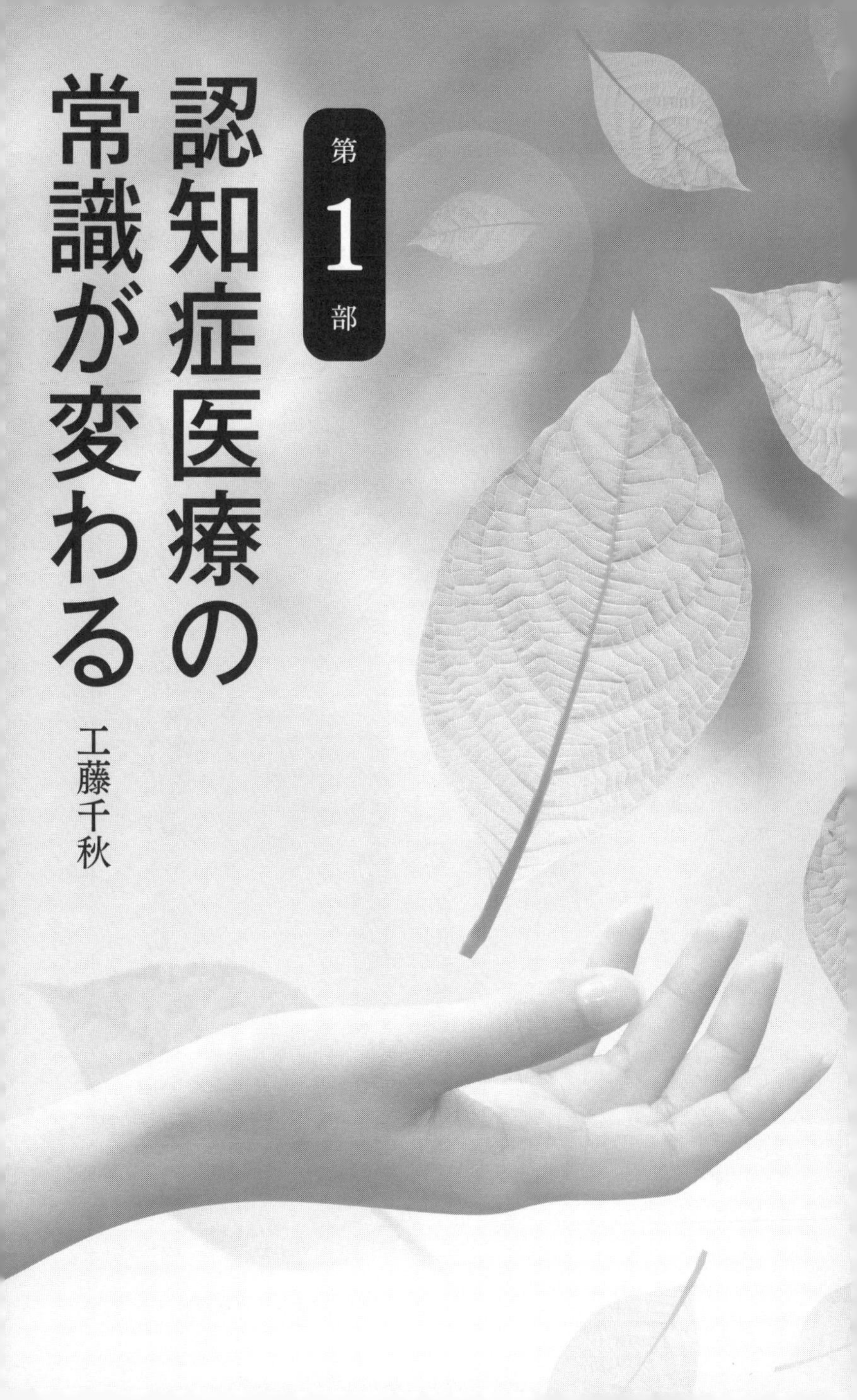

第1部

認知症医療の常識が変わる

工藤千秋

PART

I

アミロイドカスケード仮説からミエリン仮説へ

現代人の悲願、認知症の克服

厚生労働省研究班の調査によると（次頁の表参照）、わが国の認知症患者は２０１２年時点で４６２万人、２０２５年には７３０万人になると推計されています。２０１２年の４６２万人は、65歳以上の約15％、２０２５年の７３０万人は、65歳以上の約20％です。日本は、高齢者の7人に1人が認知症という時代を経て5人に１人が認知症という時代へ向かおうとしています。

認知症という病気について、まったく知らないという人はいないでしょう。脳の変化により、記憶機能およびその他の認知機能が低下し、日常生活に支障が出るようになった状態を言います。場所や時間や人がわからなくなる「見当識障害」、それまでできていたこと

認知症の人の将来推計について

年	平成24年(2012)	平成27年(2015)	令和2年(2020)	令和7年(2025)	令和12年(2030)	令和22年(2040)	令和32年(2050)	令和42年(2060)
各年齢の認知症有病率が上昇する場合の将来推計 人数／率	462万人 15.0%	525万人 16.0%	631万人 18.0%	730万人 20.6%	830万人 23.2%	953万人 25.4%	1016万人 27.8%	1154万人 34.3%

※「日本における認知症の高齢者人口の将来推計に関する研究」(平成26年度厚生労働科学研究費補助金特別研究事業 九州大学 二宮教授)による速報値より改変

ができなくなる「実行機能障害」、何をするのが正しいのか判断できなくなる「判断力障害」など、症状やその表れ方はさまざまですが、進行すると記憶と同時にあらゆる生活能力が失われていくという怖い状態です。

日本の高齢者に「なりたくない病気」を尋ねると、認知症がトップクラスの位置を占めることは間違いありません。おそらく、がんよりも嫌われています。これほどまでに嫌われ、怖がられている理由は、同じ厚生労働省の3年に一度発表している「国民生活基礎調査」が教えてくれます。この調査の「介護が必要になった原因」の推移を見ると、認知症はここ十数年で急速に伸びて、平成25年度は2位、平成28年度は1位へと躍り出ているのです(出典「国民生活基礎調査」平成25年度・平成28年度)。

「介護が必要になる＝周囲に迷惑をかける」ことを嫌う日本人にとって、認知症は「なりたくない病気」の上位であり続けるでしょう。また、テレビのドラマやドキュメンタリー番組などで認知症の患者の姿を見るにつけ、自分が自分でなくなってしまう恐怖というものもあるはずです。認知症は病名ではなく「認知機能が低下した状態」を示す用語で、その種類は70以上あるとされます。その中で、患者の約半数を占めると言われているのがアルツハイマー型認知症です。つまり、アルツハイマー型認知症を予防または治療できる道が開ければ、認知症の治療は大きく前進することになります。

そもそもアルツハイマー型認知症とは、いったいどんな病気なのでしょうか。

いまだに解明されていないアルツハイマー型認知症の原因

「アルツハイマー」という言葉は、1906年に世界で初めてこの病気を発表したドイツの医学者アルツハイマー博士の名前にちなんだものです。実は、それから1世紀以上が過ぎた今も、アルツハイマー型認知症の正確な原因はわかっていません。

老人班と神経原線維変化

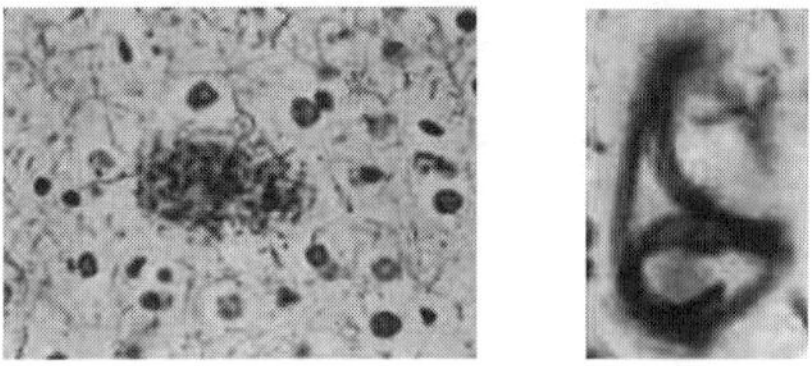

老人班（しみ）　　神経原線維変化（糸くず）

Eur Arch Psychiatry Clin Neurosci 改変して（1999）
249: suppl. 3 III/ 10-III/13より引用

アルツハイマー博士が研究した患者の脳は、神経細胞の多くが消失し、シミのような老人斑と神経原線維変化が見られました。神経原線維変化とは、神経細胞の中に糸くずのような異常な物質が溜まってくる状態を言います。

その後の研究でわかったことは、老人斑の正体が「アミロイドβ（ベータ）」という特殊なタンパク質であり、神経原線維変化の正体は、「タウ」という特殊なタンパク質が化学的に変化（リン酸化）した束であることです。

しかし、なぜこれらの物質が脳内に増え、どのような働きで神経細胞を死滅させていくかは、いまだにわかっていません。

アミロイドカスケード仮説の登場

研究者たちはアミロイドβが主犯なのではないかと疑いました。ここで登場したのが

「アミロイドカスケード仮説」です。

カスケードというのは「階段状に水が流れ落ちる滝」を意味します。「上流にある一つの原因が次々と別の原因を加えながら変化していき、下流で結果となる現象を起こす」というドミノ倒しのような論法をカスケード仮説と呼びました。

最初にアミロイドβの蓄積が始まり、その後の現象（タウタンパクの蓄積、神経細胞の消失）を連鎖的に引き起こした結果、アルツハイマー型認知症が発症するという理屈です。ですから、最初に出てくるアミロイドβの蓄積を防ぐことさえできれば、その後の悪い連鎖は起こらないだろうという考え方に行きついたわけです。

一つの仮説だけでは説明がつかない認知症

1992年に提唱されたアミロイドカスケード仮説は、学会や製薬会社などを虜にしました。アミロイドβの発生を阻止する化学物質がいくつも発見され、それらのいくつかは、認知症の根本治療薬を作るための治験へと進みました。

しかしながら28年経つ現在まで、ＦＤＡ（アメリカ食品医薬品局）は一つの薬剤も承認していません。開発された約30種類の薬は連戦連敗中なのです。多くの化学物質がアミロイドβに有効に働きかけたことは事実ですが、それにもかかわらず、アルツハイマー型認知症の発症や悪化を止めるだけの効果が、今のところどの薬剤からも出ていないのです。

そうした行きづまりの中で、2016年にジョン・ハーディ博士たちによるレポートは世界に驚きを与えました*1。

「アミロイドβやタウは、本当にアルツハイマー型認知症の原因なのか?」と疑問を呈した彼らこそ、1992年にアミロイドカスケード仮説を提唱した当人たちだったからです。自らが提唱した仮説が成果を出せない(薬を作れない)のなら、それに固執せず、もっと視野を広げたほうが人類のためになるという極めて科学的な態度でした。

科学者たちが始めた新しいアプローチ

その影響か、2017年から2018年にかけて「アルツハイマー型認知症の発症にアミロイドβは関与していない」とする研究報告が相次ぎました。

なかでも2018年1月に、ツェ博士らが発表した詳細な論文は、アミロイドカスケード仮説に対する明白な反論でした。ツェ博士らは、2018年の「アルツハイマー型認知症発症機序に関するシンポジウム」で、アミロイドカスケード仮説に代わる別の仮説を提唱しました*2。

その中で、現在最も注目されているのが「ミエリン仮説」です。

*1 The amyloid hypothesis of Alzheimer's disease at 25 Years（EMBO MOL MED8（6）:595~608/2016）
*2 Tse K-H. et.al.,Alzheimer' & Dementia（2018 Jan 9. Pii: S1552-5260[17]33853-0）

PART Ⅱ

ミエリン仮説という希望の光

大脳の灰白質と白質

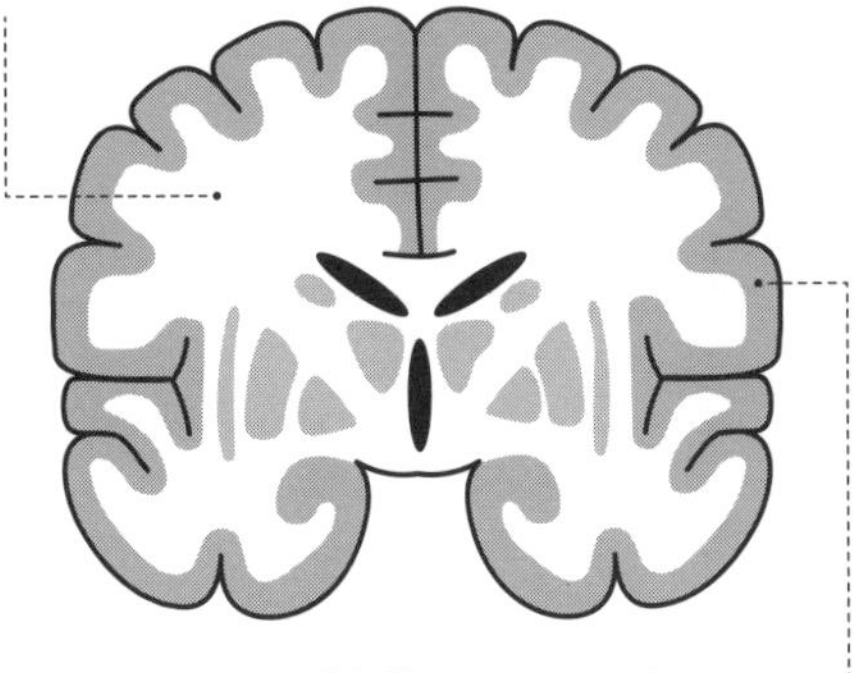
白質は神経線維が
集まった白い部分
大脳の断面図
灰白質はニューロンが
集まった色の濃い部分

脳内の神経細胞の構造

アルツハイマー型認知症は脳内のニューロン（神経細胞）が死滅して発症します。

大脳を切断して断面を見ると、ニューロンが集まった色の濃い部分（灰白質）と、神経線維が集まった白い部分（白質）に分かれていることがわかります。

従来、アルツハイマー型認知症は、アミロイドβが蓄積することによってニューロンの多い灰白質が壊れ、その影響で白質に異常が起こると考えられていました。しかし実際は、灰白質にアミロイドβが蓄積されなくても、白質のダメージは起こることがわかってきました。

２０１７年、アルツハイマー型認知症の患者60人の研究データが報告されました*3。存命の患者なので研究はＭＲＩによる画像診断と、脳脊髄液を採取することで行われました。脳脊髄液にアミロイドβが多く含まれていれば、脳内にもアミロイドβの蓄積があるはずです。

ところが、脳脊髄液にアミロイドβが少ない患者にも、白質異常は起こっていました。ではいったい何が白質異常を起こしたのでしょう。

*3 Pietroboni AM et. al., J Neurol Neurosurg Psychiatry（2018）89（4）:352-357.

ミエリン（髄鞘）とは何か

現在では、さまざまな技術で脳の中を調べることができます。それらの技術を駆使して、アルツハイマー型認知症患者の脳では、白質の異常とともに、ある物質の減少が著しいことがわかってきたのです。それが「ミエリン（髄鞘）」です。ミエリンに関する記述は150年ほど前からありましたが、近年まで単なる神経の「鞘」としか認識されていませんでした。

しかし研究が進んだ結果、脳の高次機能に深く関与していることがわかってきています。次頁のニューロンの構造を示すイラストを見てください。細胞の突起から神経終末へ伸びていく軸索（神経線維）を取り巻いているのがミエリンです。

軸索を取り巻いているミエリンは、たとえて言えば電線のカバーのようなものです。電線は、電気を通す銅線にビニールのカバーが巻きつけられていますが、神経情報を伝達する「電線」役である軸索もまた、脂肪の膜で覆われているのです。この膜がミエリンです。

電線と異なる点は、カバーが隙間なく巻かれている電線に対し、ミエリンはところどこ

ニューロン（神経細胞）の構造

ニューロン（神経細胞）は樹状突起で情報を受け取り、軸索を通じて神経終末に送り出します

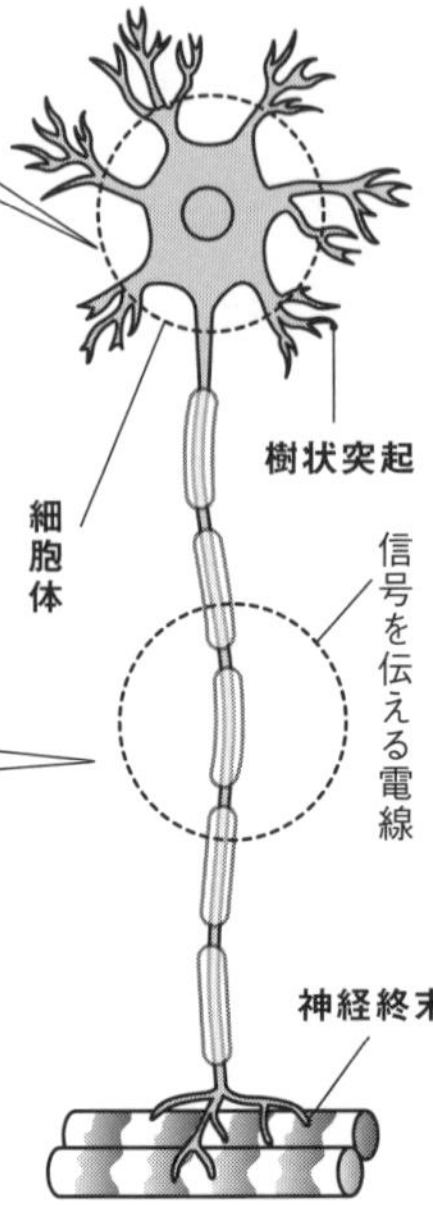

細胞体から出た情報を他のニューロンや器官に伝える役割を果たします（電線というのはたとえ）。軸索の周囲を部分的にミエリン（髄鞘）が取り巻いています

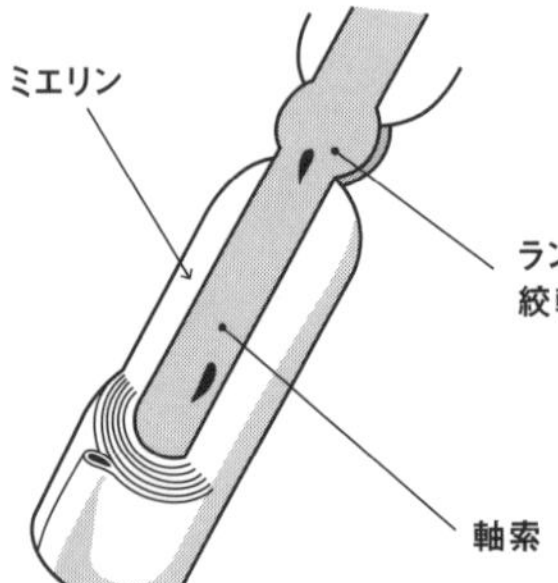

ろに隙間があり、その部分では軸索がむき出しになっていることです。情報は軸索がむき出しになった部分だけをポンポン飛ぶように伝わる電気信号なので、早く情報伝達できるのです。つまり、ミエリンが「隙間を作りながら規則正しく巻かれていること」が大切なのです。

アルツハイマー博士の報告から見落とされたこと

1906年にアルツハイマー博士が発表した症例は、もの忘れがひどく暴力行為もある50代前半の女性患者のものでした。死亡した彼女の脳を解剖したアルツハイマー博士は、以下の3点の病的変化を学会に発表したのです。

A. アミロイドβの蓄積
B. 神経原線維変化
C. **脂質の流失が見られること**

このうちのA、Bは良く知られ、後のアミロイドカスケード仮説のベースとなります。しかし、Cの脂質については、ほとんど関心が払われませんでした。

流失した脂質に注目が集まったのは、ミエリン仮説が生まれた後です。

また、1964年、アメリカのアルバート・アインシュタイン医科大学で、認知症の患者（60代の女性3人）の開頭手術（ロボトミー）を行い、脳の一部を採取して電子顕微鏡で観察するという試みがありました[*4]。

ロボトミーとは、過去に精神外科の分野で行われていた脳の一部を切除するという治療法で、現在では行うことができないため非常に貴重な記録です。

観察の結果、認知症患者の脳にはアミロイドβの蓄積や神経原線維変化が見られただけでなく、まだ正常なニューロンの周囲に、崩壊したミエリンから流出した脂質が蓄積していることが観察されました。

研究者たちは、論文の中でこう報告しています。

「患者の脳内ではミエリンの崩壊（脱髄）が著しかった。ニューロンの崩壊よりも、脱髄の方が先に起こったようだった」

健全なミエリン（上）と脱髄を起こしたミエリン（下）

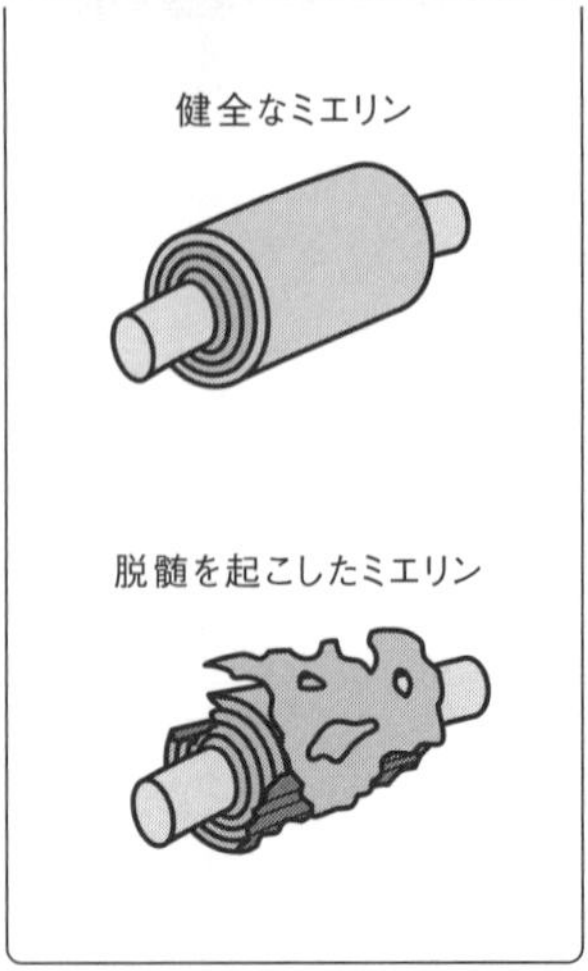

*4 Robert D Terry、Nicholas K Gonatas、Martin Weiss. ULTRASTRUCTURAL STUDIES IN ALZHEIMERS PRESENILE DEMENTI（1964）

ニューロンが正常に機能するためには、電線である軸索が切れたり死滅したりせず、正常な状態でなければなりません。認知症の研究にあたり、脳神経学者たちはこの軸索のチェックを欠かしませんでしたが、軸索を取り巻くカバーであるミエリンの変性や崩壊は見落とされていたのです。

若くて健康な脳は、ミエリンがしっかりと軸索に巻きついています。一方、老化した脳は、ミエリンが壊れたり剥げ落ちたりしているのです。そのため、情報伝達が遅くなったり、正しく伝達されなくなったりします。

そのことから、アルツハイマー型認知症はミエリンの異常から発症しているのではないか、と考えられるようになりました。

ミエリンは壊れても再生する

では、老化してミエリンが劣化したニューロンは、もう正常な情報伝達ができなくなるのでしょうか。

そうではありません。ミエリンの崩壊が顕著になるのは、30〜40代からです。しかし、健全な脳では剥がれ落ちてもすぐに新しいミエリンが巻かれる（再ミエリン化）ので、さほど問題は起きません。

若いうちは脱髄と再ミエリン化を繰り返して健全な脳を保っていますが、中高年になるとミエリンの再生能力が衰え、再ミエリン化ができず脳内で軸索のダメージが進行することがあります。

これが軽度認知障害（ＭＣＩ）の引き金となり、やがてアルツハイマー型認知症を発症するのではないか……これが「ミエリン仮説」の本筋です。

ミエリンの作り手となるオリゴデンドロサイト

ミエリンとなって軸索に巻きついている細胞は、「オリゴデンドロサイト」（希突起膠細胞、またはミエリン形成細胞）と呼ばれています。

オリゴデンドロサイトは、先端を風呂敷のように広げ、バームクーヘンのように幾重にも重なって軸索に巻き付きます。

この働きが正常であれば、ミエリンは「隙間を作りながら規則正しく」巻かれ、素早く

ミエリン膜を巻くオリゴデンドロサイト

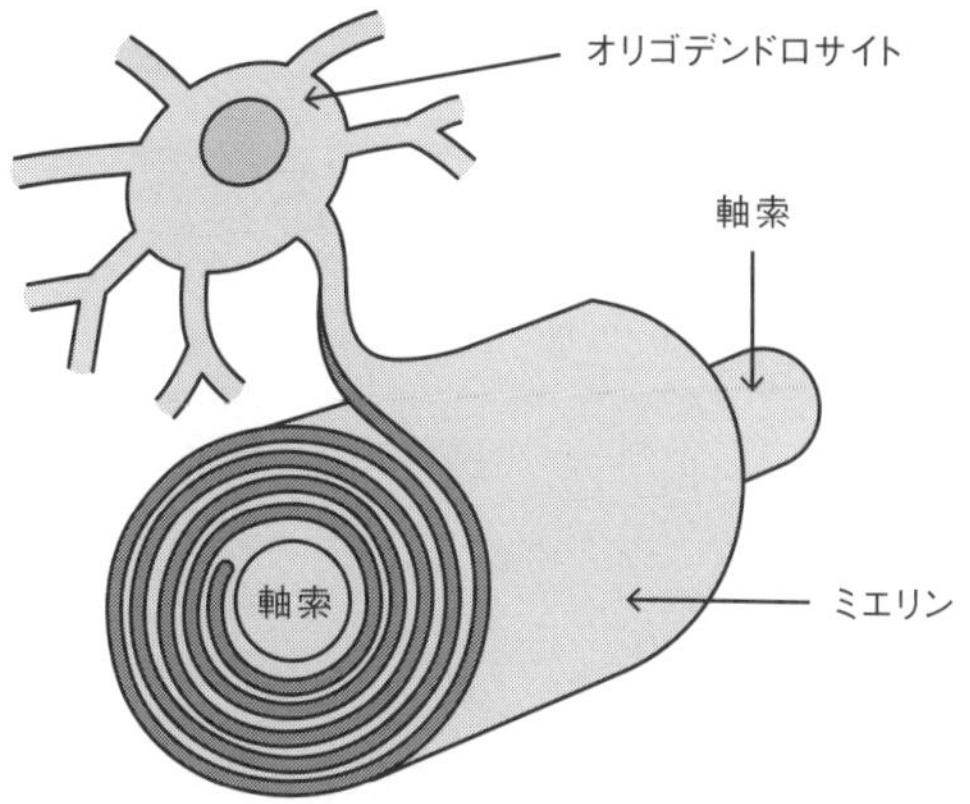

NATURE REVIEWS /NUUROSCIENCE VOLUME 6/SEPTEMBER 2005/685より改変して引用

電子顕微鏡によるミエリン膜の断面

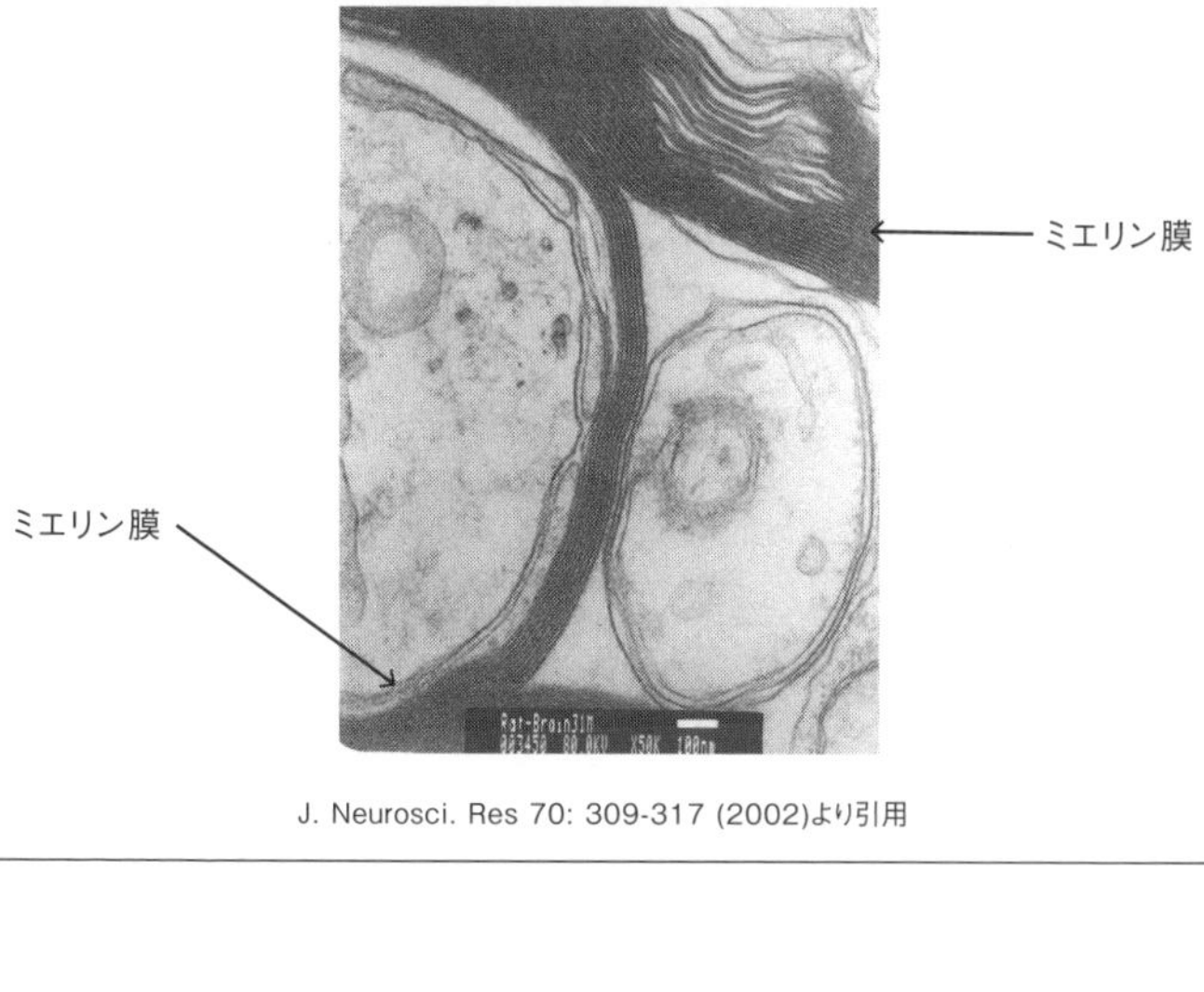

J. Neurosci. Res 70: 309-317 (2002)より引用

オリゴデンドロサイトとミエリン

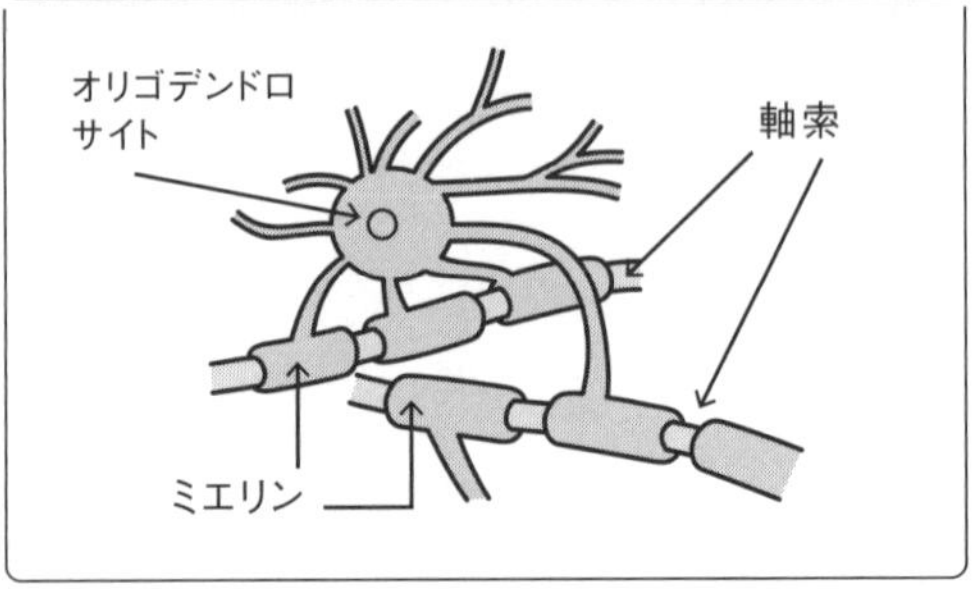

正確な情報伝達を担うことができるのです。

オリゴデンドロサイトはミエリンの形成と再ミエリン化を行うばかりでなく、ニューロン自体に栄養供給をしていることがわかってきました。オリゴデンドロサイトと後述のアストロサイトなどからの栄養補給によって、ニューロンの生存が可能になっているのです。

このことは、オリゴデンドロサイトの存在が神経システムの維持に深く関わっていることを意味します。オリゴデンドロサイトからの栄養供給が途絶えれば、神経伝達に関連する疾患につながると考えられます。

一つのオリゴデンドロサイトには20本ほどの突起（手）があり、それらを軸索に巻き付けてミエリンを作ります。つまり、1個のオリゴデンドロサイトが機能不全に陥ったとすると、突起で繋がっている20本ほどのミエリンすべてが脱髄状態になってしまうのです。

●軸索にミエリンがしっかりと巻き付き、剥がれ落ちた状態（脱髄）が起こらないよう

にするにはどうすれば良いか

●仮に脱髄が起こったとしても、再ミエリン化をスムーズに行うにはどうすれば良いか

などの研究が進めば、脳内のニューロンは正しい情報伝達を続けてくれることでしょう。オリゴデンドロサイトを活性化する方法がわかれば、アルツハイマー型認知症治療への道が開ける可能性が高いのです。

ミエリン再生のカギを握る物質MBP

オリゴデンドロサイトを活性化して、再ミエリン化を促すためにはどうすれば良いか。ここで注目されるのが、「オリゴデンドロサイト前駆細胞」（oligodendrocyte precursor cell／以下OPC）です。前駆細胞とは、成熟してそれぞれの機能を発揮できるようになる前の段階の細胞です。OPCは、分化・成熟してオリゴデンドロサイトになります。つまり、OPCからオリゴデンドロサイトまでのプロセスがうまくいくかどうかが、再ミエリン化の最大のポイントなのです。

再ミエリン化が行われない原因としては、次の二つのことが考えられます。

MBPが存在する場所

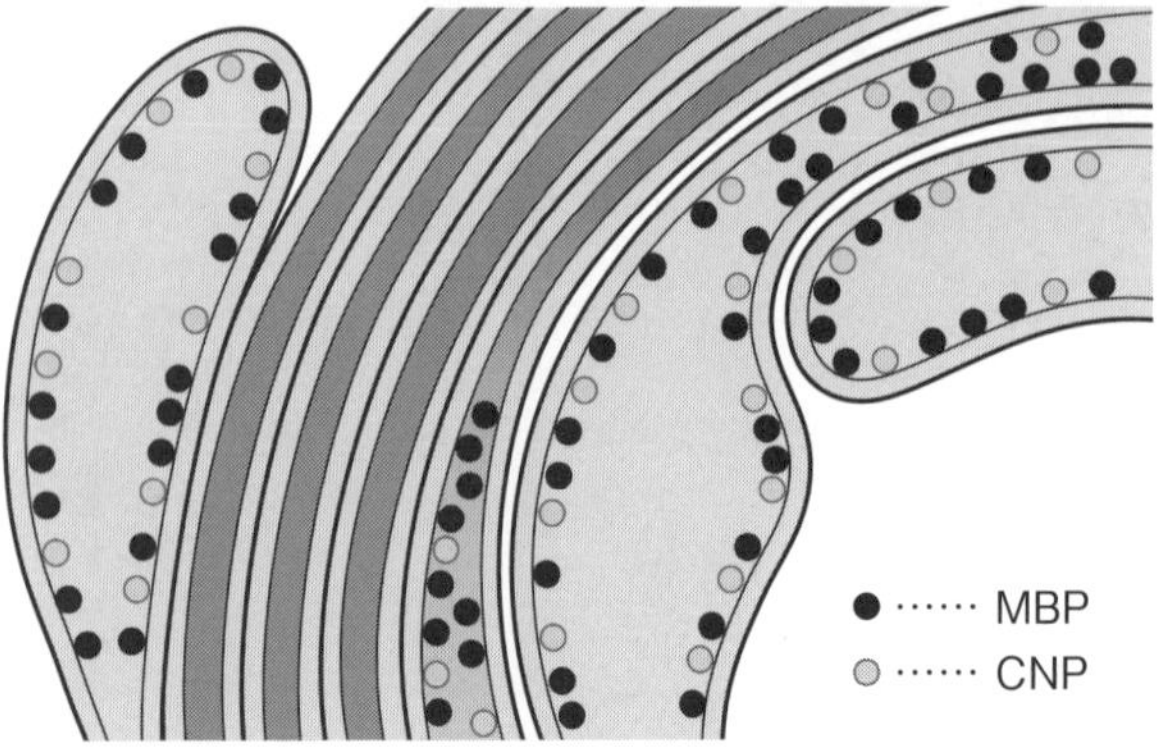

VOLUME 19/NUMBER 2/FEBRUARY 2016 NATURE NEUROSCIENCE/190-197より改変して引用

A．オリゴデンドロサイト前駆細胞（OPC）がない。あるいは絶対量が少ない
B．OPCはあるが、うまく分化・成熟しないのでオリゴデンドロサイトになれない

では、OPCを活性化してオリゴデンドロサイトへの成熟を促すためにはどうすれば良いか？　さまざまな研究によって、ある物質がカギを握っていることがわかってきたのです。

その物質こそが、「ミエリン・ベーシック・プロテイン（myelin basic protein／以下MBP）」というタンパク質です。軸索にバームクーヘンのように幾重にも巻き付けられているミエリンの中には、何種類かのタンパク質が存在しますが、最も重要なタンパク質がＭＢＰです。

私たちは、ＭＢＰを欠損させたマウスのＯＰＣの性質を調べましたが、ＯＰＣの分化が抑制されていることがわかりました。

また、２００２年にはアルツハイマー型認知症の患者の死後の脳（白質）を調べた結果、ミエリンを構成しているＭＢＰの２～３割が減少していることが報告されています*5。

ここに至って、再ミエリン化へのカギが示されました。あとは、ミエリン再生へのステップを歩むだけです。

*5 Alex E.R. et.al.,Biochemstry 2002,41,11080~11090

PART
Ⅲ

ミエリン再生へのステップ１
漢方薬から見出された有用成分

きっかけとなった研究

２００１年、私たちはアルツハイマー型認知症に対する漢方薬「人参養栄湯《にんじんようえいとう》」の効果を研究し始めました。人参養栄湯は、身体虚弱の改善に用いられる漢方薬です。一般的には、消化器の働きを高め、栄養を体の隅々にまでいきわたらせて「気（き）」と「血（けつ）」を補う作用があります。気とは漢方の用語で、目に見えないが人の体を支える全ての原動力のようなもの。血とは、全身の組織や器官に栄養を与えるものです。

私たちは28ヵ月の老齢のマウスに人参養栄湯を２ヵ月間投与し、老化に伴う脱髄を回復させる効果があるかどうかを調べました。その結果、人参養栄湯は再ミエリン化に有効であることがわかったのです。

陳皮の有用2成分が明らかになる

次の問題は、人参養栄湯に含まれる何が有用なのかを特定することでした。人参養栄湯には、以下の12種類の生薬が配合されています。

- 人参（にんじん）
- 当帰（とうき）
- 芍薬（しゃくやく）
- 地黄（じおう）
- 白朮（びゃくじゅつ）
- 茯苓（ぶくりょう）
- 甘草（かんぞう）
- 桂皮（けいひ）
- 黄耆（おうぎ）
- 遠志（おんじ）
- 陳皮（ちんぴ）
- 五味子（ごみし）

私たちは、10年の歳月をかけて地道な実験を繰り返し、ついに有効な生薬をつきとめることができました。それが柑橘類の皮である「陳皮」です。

この地道な実験の結果を受け、28ヵ月の老齢マウスに「陳皮」を2ヵ月間投与し、マウスの脳を電子顕微鏡で観察したところ、陳皮を投与しないマウスには老化による脱髄が見

28ヵ月齢マウスの実験、陳皮投与と非投与

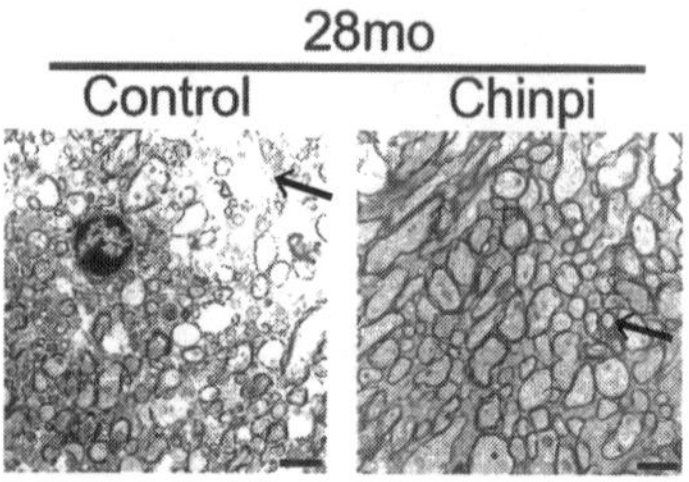

左は、陳皮を登用しないマウスでは老化により脱髄が見られた（矢印）
右は、陳皮を投与したマウスでは脱髄の回復が見られた（矢印）

J.Biochen 155:265-271（2014）より引用

られましたが、陳皮投与マウスではOPCが増えていることが確認され、再ミエリン化されていることがわかりました。

もの忘れがあり、西洋薬だけを飲んでいてもあまりよくならなかった人たちに、人参養栄湯を西洋薬と併せて2ヵ月間にわたり服用してもらったところ、西洋薬のみの人に比べて、もの忘れや気分の落ち込みが回復傾向を示しました*6*7。

陳皮には「ヘスペリジン」と「ナリルチン」という成分が含まれています。実は今までの結果とその後の研究から、再ミエリン化への道を開く陳皮の成分が、このヘスペリジンとナリルチンであることが特定できました。どちらも血液脳関門を通過して脳内に入ることができる成分です。

*6 「新薬と臨床」第64巻第10号別冊（平成27年10月10日発行）医薬情報研究所
*7 PSYCHOGERIATRICS 2016;16:85-92

ヘスペリジンとナリルチンを投与すると、未活動の神経幹細胞が顕著に増加し、さらにOPCを新たに作ることもわかってきました。

ヘスペリジンは「陳皮」から、ナリルチンは「じゃばら」から

ヘスペリジンとナリルチンは、どちらもフラボノイドの一種です。フラボノイドとは、自然界に存在する植物色素です。植物の葉、茎、幹などに含まれていて4000以上もの種類があります。フラボノイドには抗酸化作用、デトックス作用、アンチエイジング作用、ストレス緩和作用、がん抑制作用、免疫を整える作用などさまざまな効果があり、機能性成分として注目されています。

陳皮（素材は温州ミカン）はヘスペリジンを豊富に含んでいますが、ナリルチンの含有は少ないことがわかりました。そこでナリルチンを多く含む柑橘類はないかと調べたところ、「じゃばら」の存在を知ったのです。

ユズなどの自然交雑種であるじゃばらは、和歌山県や愛媛県などで生産され、強烈な酸味と苦みを持ちます。じゃばらの名称は「邪」を「払う」ところからきたとされ「花粉症

柑橘類のなかでも最もナリルチンを多く含む「じゃばら」

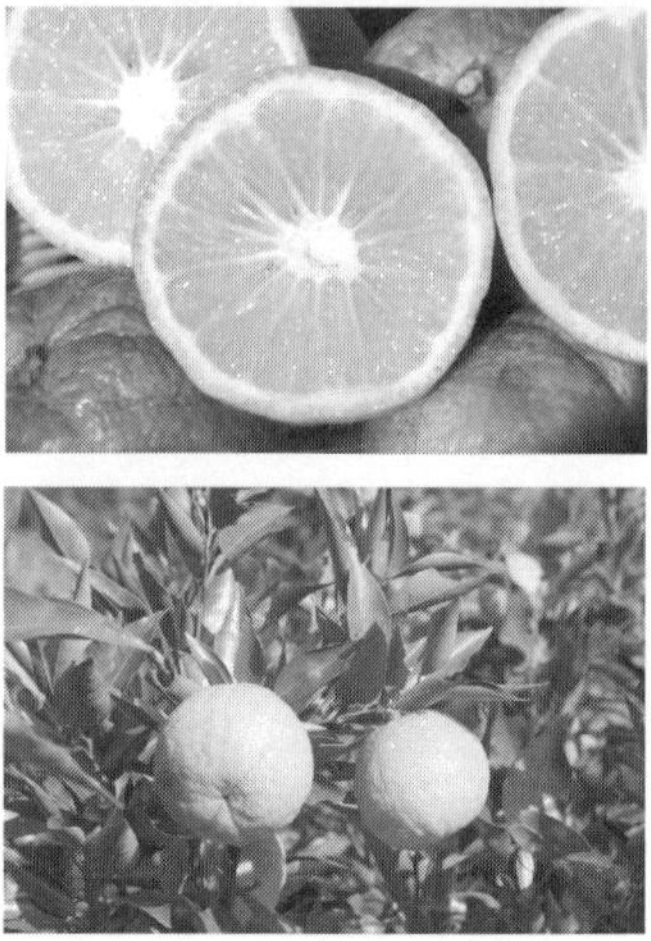

に効く」など薬効の高さが珍重されている柑橘類です。

私たちは現在、再ミエリン化における、ヘスペリジンとナリルチンの併用効果を明らかにしつつあります。

PART Ⅳ

ミエリン再生へのステップ2
ミエリンの素材を作り出すアルファ・グリセロホスホコリン

ミエリンの大半は脂質でできている

一方、ミエリンの素材についての研究も進んでいます。先に述べたとおり、ミエリンを巻かせるオリゴデンドロサイトの元であるＯＰＣを増やし、活性化するためにはＭＢＰが重要な役割を果たします。それと同時に、健全なミエリンを作るためには、ミエリンの素材となる脂質が欠かせないということもわかってきました。アルツハイマー博士の報告では、認知症の患者の脳には脂質が極めて少ないことが報告されています。また過去のロボトミーの研究でも、アルツハイマー型認知症の患者の脳内において脂質が激減していたことは先述のとおりです。これらは、ミエリンの崩壊により脂質が失われたためだと考えられます。

ミエリンは7割が脂質、3割がタンパク質でできています。さらに、ミエリンの7割を占める脂質の内訳を見てみると、リン脂質43％、糖脂質29％、コレステロール28％に分かれます。

ミエリンの素材としては、リン脂質の中でも、とりわけホスファチジルコリンが重要です。脳内にホスファチジルコリンが不足していると、再ミエリン化ができません。ミエリンが減り、脳の機能が衰える重大な要因の一つが、ホスファチジルコリンの不足だったのです。

私たちは、再ミエリン化を促す重要な成分として、このホスファチジルコリンというリン脂質を脳内に増やす物質を探しました。

ホスファチジルコリンの産生を促す物質…アルファ・グリセロホスホコリン（α-GPC）

皆さんは、「レシチン」という成分名を聞いたことがありませんか。レシチンは自然界のあらゆる動植物の細胞中に存在するリン脂質です。レシチンは卵黄や大豆に多く含まれ、特に「大豆レシチン」はサプリメントとしてさまざまな製品となって提供されています。

実は、このレシチンとホスファチジルコリンは同じものなのです。認知症の予防や治療にも重要な栄養素と考えられているホスファチジルコリン（レシチン）が不足すると、脳は顕著な脱髄を起こしてしまいます。

私たちが注目したのは、ホスファチジルコリンを作り出す物質、アルファ・グリセロホスホコリン（α－GPC）です。α－GPCは脂質で、ホスファチジルコリン合成に欠かせないものです。

ホスファチジルコリン（レシチン）は卵黄や大豆などの食品からよりも、α－GPCを摂る方が効率よく補えます。その理由は、α－GPCは、水溶性で加熱や酸化に強く、血液脳関門を通過して脳の中に入ることができるからです。α－GPCを摂取すると、最も必要な脳内でホスファチジルコリンを増やすことができ、再ミエリン化を助けてくれます。

マウス実験でも実証された再ミエリン化

老齢マウス（26～27ヵ月齢）の脳では、老化により再ミエリン化がうまくいかず脱髄が起こっています。

マウスの実験

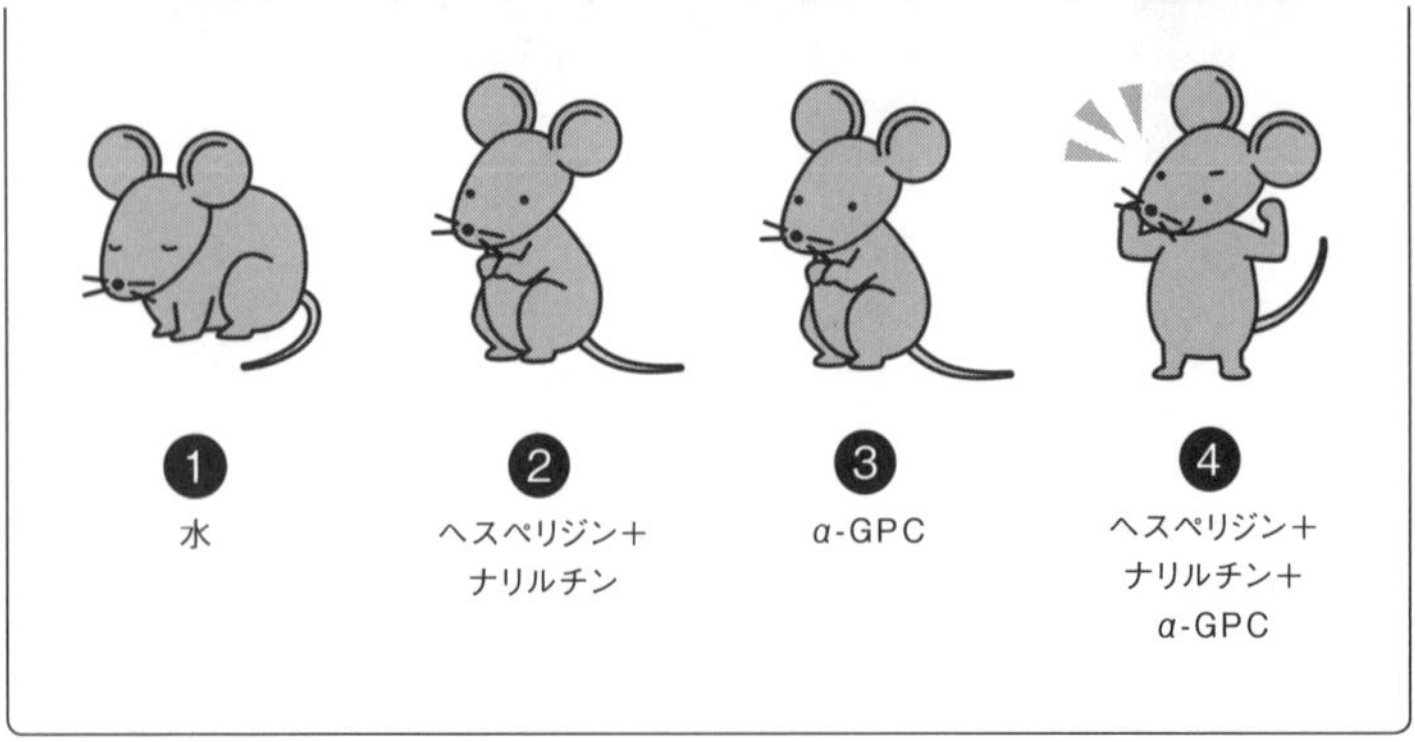

私たちは、前章で紹介したヘスペリジンとナリルチンとα－GPCを老齢マウスに投与してみました。いくつか投与条件を変え比較することによって、再ミエリン化の効果を調べるのが目的です。

投与条件は次のように設定しました。

①水
②ヘスペリジン＋ナリルチン
③α・GPC
④ヘスペリジン＋ナリルチン＋α・GPC

その結果、④のヘスペリジン＋ナリルチン＋α－GPCを投与したマウスのみ、MBPの生み出される量が増えました。

PART

V

ミエリン再生へのステップ3
ミエリンと脳の健全化を助ける桂皮

脳機能の維持を担う細胞アストロサイト

本書ではここまでに、ミエリンの再生を促し脳を健全化する物質として、ヘスペリジン・ナリルチン・α－GPCの役割を紹介してきました。

しかし、研究を進めていくうちにニューロン（神経細胞）の保護と機能の健全化に欠かせない役割を果たしている別の細胞があることがわかってきたのです。

それは、「アストロサイト」というグリア細胞の一種です。

脳内で働いているのはニューロンだけではありません。最新の研究では、高等動物になればなるほど脳内に占めるグリア細胞の比率は高まり、ヒトにおいては脳細胞の約半分にもなることがわかってきました[*8]。

「グリア」とはギリシア語で「にかわ」（接着剤）を意味し、ニューロンとニューロンの間を埋めて支える役割を果たしています。グリア細胞は、以前はニューロンを物理的に支えているだけの細胞とされていました。しかし、最近の研究の結果、グリア細胞は脳神経の働きにおいて、非常に多くの重要な役割を果たしていることがわかったのです。アストロサイトは、ニューロンやほかのグリア細胞とも連携しながら情報を共有し、脳の働きを支えているのです。

*8 J Comp Neurol. 2016 December 15; 524 (18) : 3865-3895.

脳内のあちこちで活躍するアストロサイト

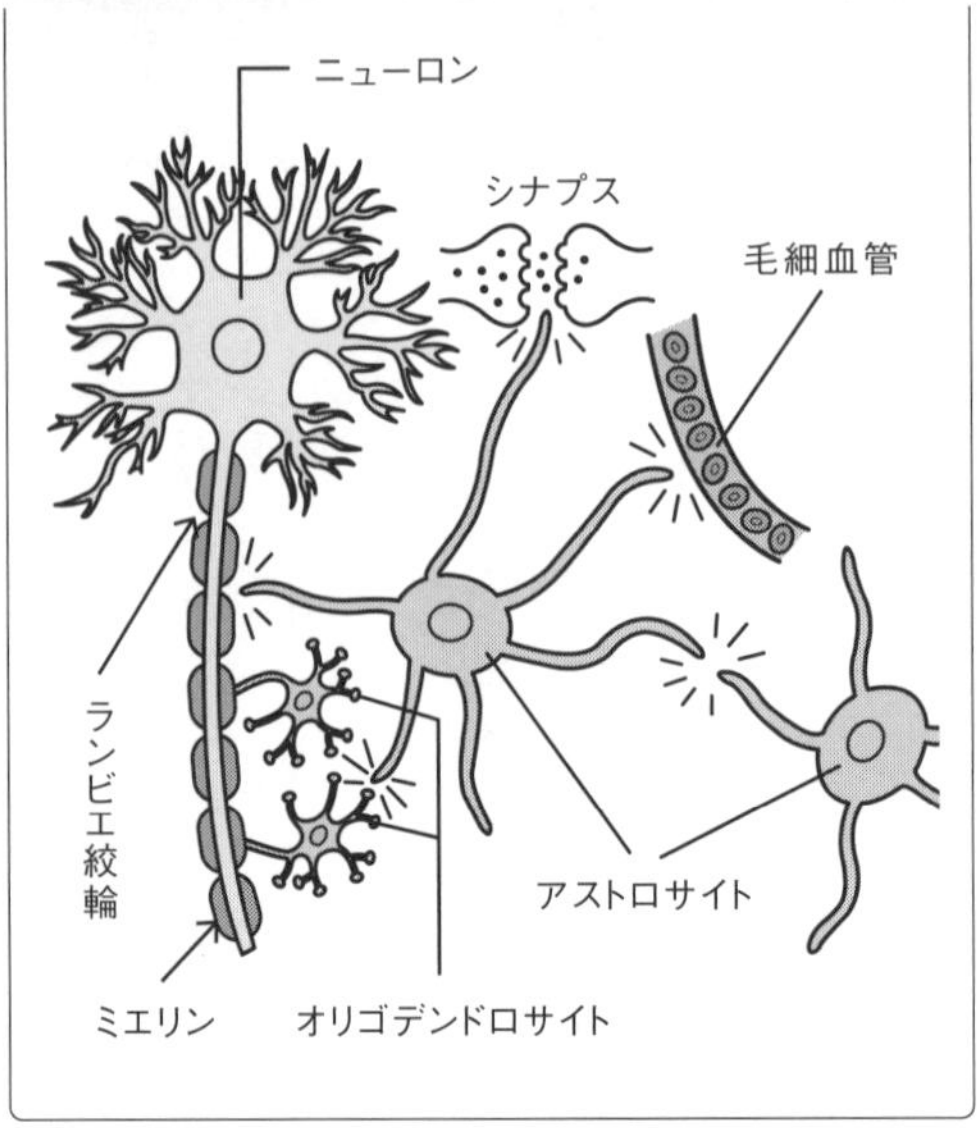

神出鬼没のアストロサイト

アストロサイトは、ニューロンのまわりを動き回り、変幻自在に姿や大きさを変えながら仕事をこなしています。

脳内で発生した緊急事態（炎症）に関する情報がグリア細胞の間で共有されると、たくさんのアストロサイトが患部に集合、姿を変えて炎症の鎮静や損傷部分の修復にあたるのです。アストロサイトは、脳内の傷んだ場所を正常にもどす「修理屋」としての役割を果たすのです。

修理屋に変身したアストロサイトは、仕事が終われば元の姿に戻ります。ところが、炎症が継続すると、モンスターのような巨大な姿の反応性アストロサイトに変わるのです。

モンスター化したアストロサイトは、ニューロンの周囲に大きなカサブタのような塊（グリア瘢痕）を作っていきます。グリア瘢痕はニューロンが軸索を伸ばすのを邪魔し、中枢神経の再生を妨げます。たとえば脊髄損傷を起こすと、2週間でグリア瘢痕が形成され、1ヵ月でニューロンが再生できなくなると言われています。さらにモンスター化した

アストロサイトの変化

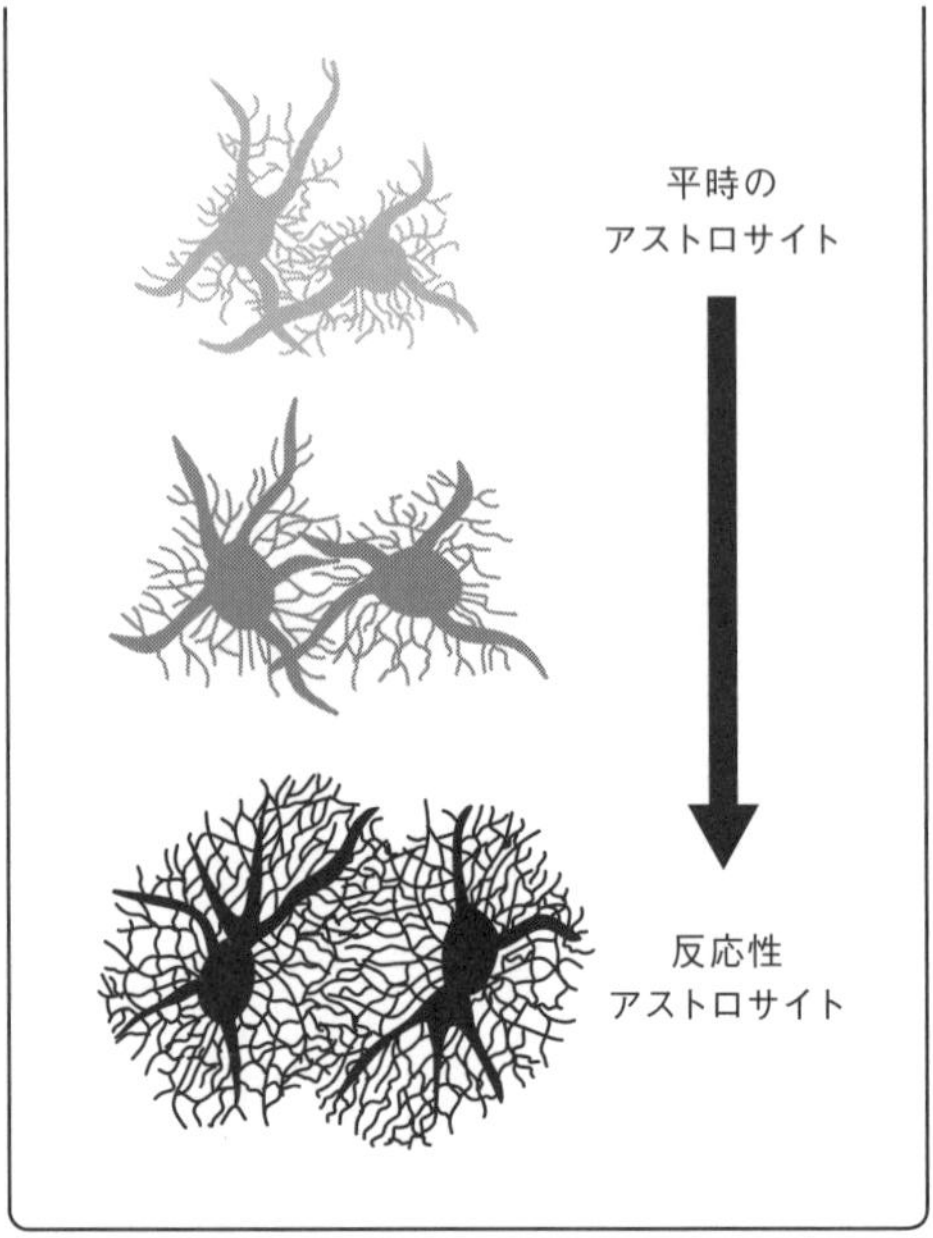

アストロサイトは、血液中からアミロイドβを吸い上げて脳内にまき散らすという暴挙まで行うのです。それによってニューロンはさらに傷めつけられ、ついには死滅します。

　脳を健全な状態で維持するためには、アストロサイトのモンスター化を防がなければなりません。

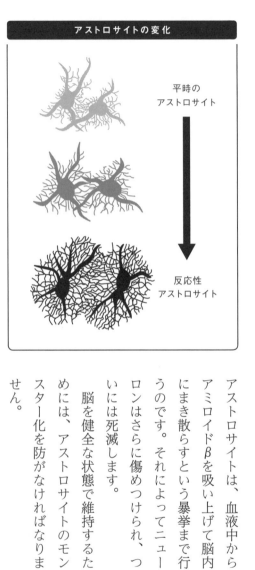

桂皮の成分がアストロサイトを健全化する

アストロサイトを健全化する物質として私たちが注目したのは、「桂皮」です。桂皮は、アップルパイなどのお菓子に使われるシナモンのことで、陳皮と同じく人参養栄湯に含まれる生薬でもあります。基礎実験の結果、桂皮成分に含まれるシナモン酸がアストロサイトを活性化させたり増やしたりすることがわかりました。

また、シナモン酸は「カムサップ1」というタンパク質を動かして、アストロサイトのモンスター化を防ぐという働きもします。

シナモン酸の作用によってアストロサイトは健全な役割を全うできるようになり、脳の中は平穏な日々を取り戻せるのです。

PART
Ⅵ

ミエリン活性サプリメントで健康な脳を

ミエリン活性サプリメントの完成

ミエリン活性サプリメントのおもな効果

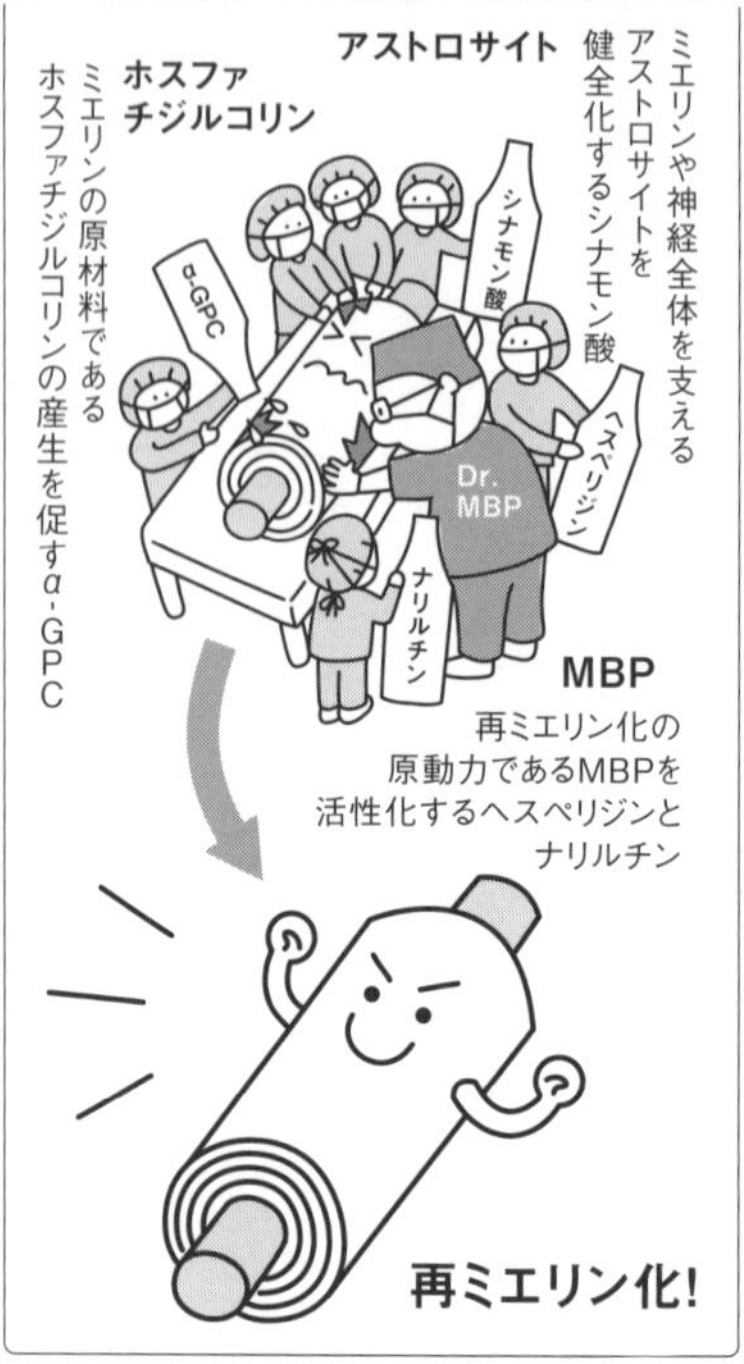
アストロサイト
ミエリンや神経全体を支えるアストロサイトを健全化するシナモン酸
ホスファチジルコリン
ミエリンの原材料であるホスファチジルコリンの産生を促すα-GPC
シナモン酸
α-GPC
ヘスペリジン
ナリルチン
Dr. MBP
MBP
再ミエリン化の原動力であるMBPを活性化するヘスペリジンとナリルチン
再ミエリン化!

これまでの研究を土台に、私たちはミエリン仮説に基づくミエリン活性サプリメントを開発しました。主要成分は、陳皮由来のヘスペリジン、じゃばらに含まれるナリルチン、大豆由来のα-GPC、そして桂皮に含まれるシナモン酸です。

このサプリメント（栄養補助食品）は、軸索にミエリンを巻くオリゴデンドロサイトを増やし、活性化させることが期待されています。また、MBPとミエリンの原料となるリン脂質（ホスファチジルコリン）の産生を促すことで、「抗アルツハイマー型認知症作用」を獲得しようというサプリメントです。さらに、シナモン酸がアストロサイトを健全化して大切なニューロンを支えます。

ミエリン活性サプリメントの広がる可能性

認知症の発症率に関する調査では、高齢になればなるほど男性より女性の比率が高くなることが知られています。次頁のグラフによると、85歳〜89歳：女性48・5％／男性35・6％、90歳以上：女性71・8％／男性42・4％となっています。

スウェーデンでは近年、女性を対象とした長期にわたる研究論文が発表されています。1000名以上の女性を対象としてスタートした、認知症発症に関する20〜30年にもわたる研究によると、「中年期（40代、50代）にストレスにさらされていたり、神経を使う

年齢別の認知症有病率（人口に占める認知症の人の割合）

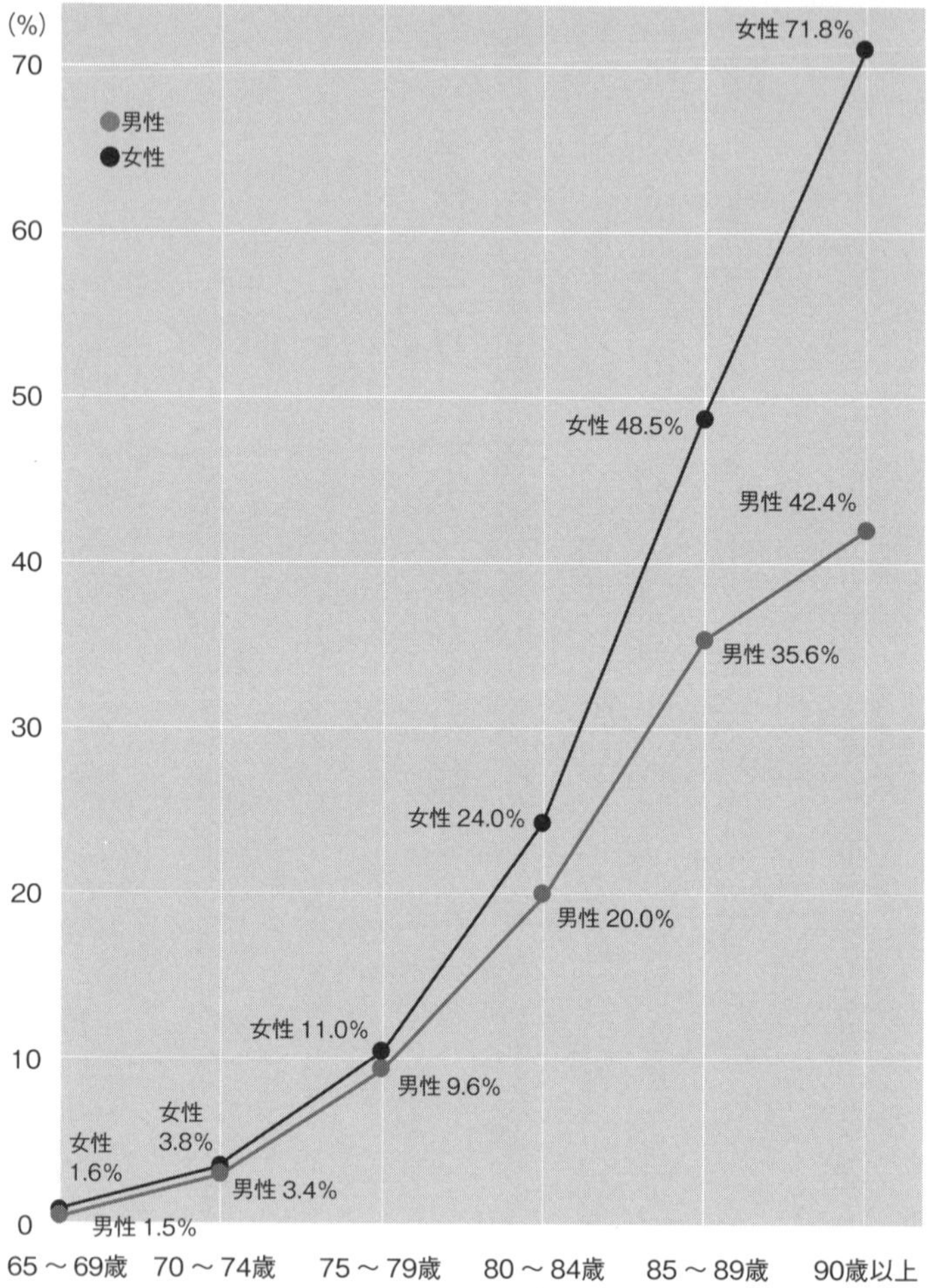

（日本医療研究開発機構「認知症研究開発事業の調査」より改変）

生活をしていたりすると認知症を発症しやすい」という論文が発表されました*9。

この結論は大変興味深いもので、脳脊髄液を調べた結果、原因はアミロイドβやタウタンパクではなく脱髄であるとしています。具体的には、女性ホルモンとMBPの減少がきっかけだというのです。ミエリン活性サプリメントは、脱髄の回復を助けることで女性を認知症から守る役割が期待されます。

また最近では、ダウン症の発症にもオリゴデンドロサイトが関与しているという報告が発表されています*10。ダウン症に関する臨床報告は第2部で詳しく紹介しますが、ミエリン活性サプリメントが活躍する可能性は、認知症以外の神経疾患にも広がっていると言って良いでしょう。

*9 Neurobiol Aging. 2019Aug;80:111-115. doi:10.1016/j.neurobiolaging.2019.02.013.Epub 2019 Feb 27.
*10 Cells 2019, 8, 1591; doi:10.3390/cells8121591

第2部

医療と介護現場の最前線ルポ

現代書林特別取材班

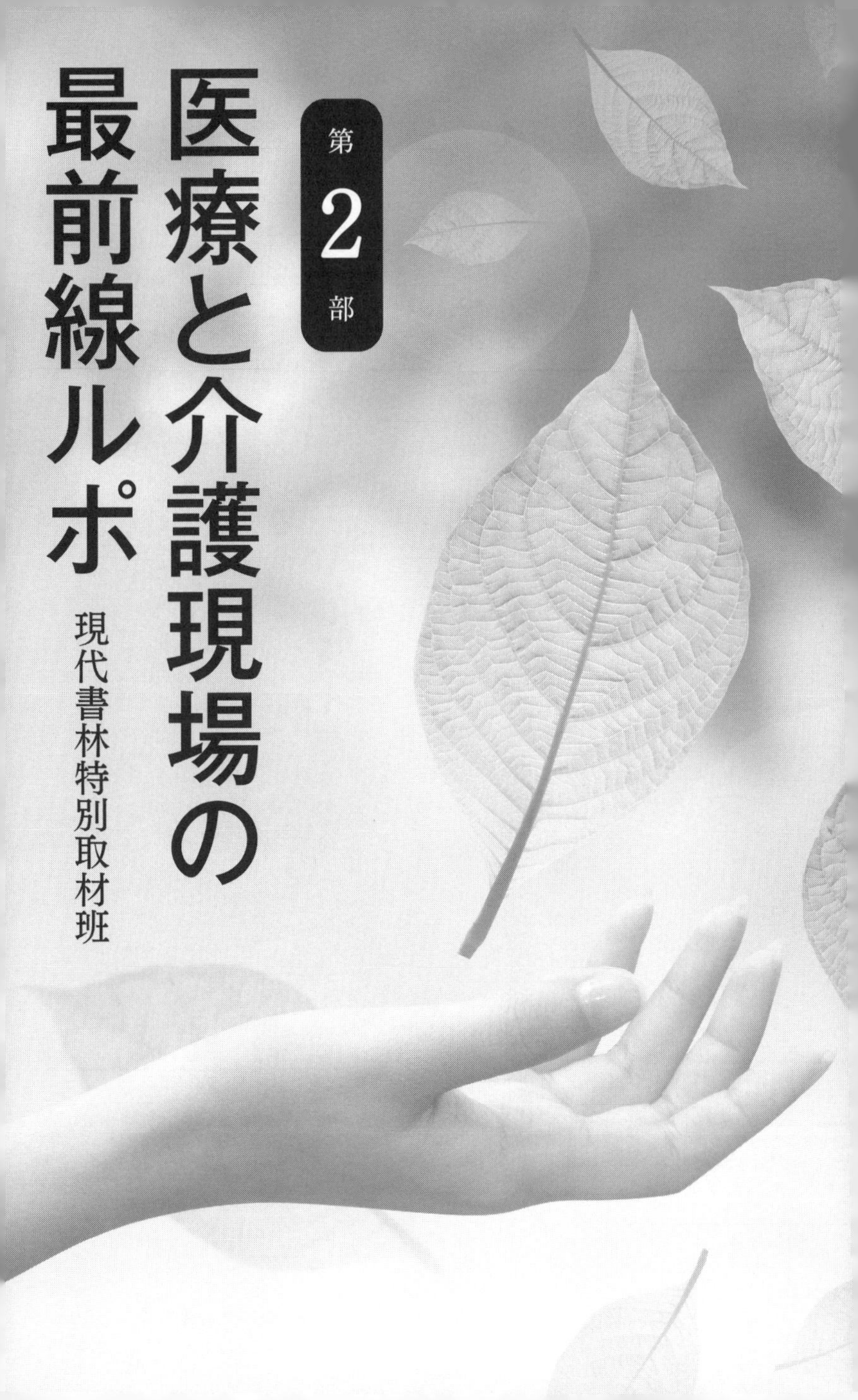

医師による症例報告 01

抗認知症薬で改善が望めなくなった患者さんにサプリメントで活路を見出しています

秋山脳外科

院長

秋山 巖 医師

1985年に山梨県韮崎市で開業

「秋山脳外科」は、山梨県の韮崎市にあります。韮崎市自体は人口3万人の小さな市ですが、周辺に甲府市、南アルプス市、北杜市など人口の多い市がありまして、多くの患者さんが外来に来てくださいます。

私のところは1985年に19床の有床診療所として開設し、一時は手術もして忙しかったのですが、2006年の診療報酬改訂で「7対1」の看護配置基準が設けられたことにより休床し、外来に特化するようになりました。診療科目は、脳神経外科（一般外来、脊髄外来）、脳神経内科（パーキンソン病中心）、消化器内科、糖尿病外来、認知症外来（神経心理士配置）、リハビリテーション科などです。

認知症外来は、2006年に休床して外来に特化した時期に合わせて始まりました。1999年に発売されたドネペジルを中心に、脳代謝・循環改善剤、2011年に出た新たな抗認知症薬（コリンエステラーゼ阻害薬2種、NMDA受容体拮抗薬）、向精神薬（抗精神病薬、抗うつ薬、抗てんかん薬、抗不安薬）、それに漢方薬などを用いて治療しています。

治療に幅が出てきたのは、2016年にフェルラ酸サプリメントと出合ったときからでした。その年、認知症研究会に参加した折、先輩のドクターから「フェルラ酸サプリを使っているか」と質問され、「何ですか、それは」ということで興味を持ったのがきっかけです。その後、発売元からさまざまな情報を得まして、サプリメントとして使っています。

フェルラ酸は米ぬかに含まれる成分で、強い抗酸化作用が特長です。これに配合してあるガーデンアンゼリカ（西洋トウキ）は、アストロサイト（脳内細胞の一つ）に働きかけてニューロンのネットワークを再構築することが期待されています。

ガーデンアンゼリカはそうした働きのためハイテンションになる患者さんが出ることがあり、配合を少なくしたものや含まないものも必要です。そのためフェルラ酸サプリには、いくつか配合を変えたバリエーションがあります。患者さんの症状を見ながらどれを用いるか工夫することで、治療の幅が大きく広がるのです。

その後、私は２０１７年からミエリン活性サプリメントを入れています。これは、販売元から社内研修資料「アルツハイマー型認知症の謎に迫る」（グロービアミエリン研究所の阿相皓晃先生監修）というブックレットを見せていただいたことや、工藤千秋医師（くどうちあき脳神経外科クリニック院長）の論文を読ませていただいたことで、十分期待できると判断して使用を開始したものです。

認知症に対するサプリメントの使い分け

では、どういう患者さんにサプリメントが合うのかというお話をします。わかりやすくするために、患者さんを「活発な認知症」と「穏やかな認知症」に分けたいと思います。

活発な認知症というのは、周辺症状（ＢＰＳＤ）が種々認められ、日常生活障害も多い一群です。こうした患者さんは抗認知症薬だけではコントロールできず、向精神薬（抗精神病薬や抗不安薬）で安定させています。それでもコントロールできない症例は、韮崎市にあります県立北病院（精神科の基幹病院）に紹介して加療をお願いしている状況です。

これらの患者さんの多くは、

（1）若年性認知症

（2）レビー小体型認知症

（3）アルコール依存症を伴った認知症

（4）うつ病の増悪症例

などが含まれます。BPSDを伴う活発な認知症は、比較的投薬によってコントロールできるので、サプリメントが登場する機会は少ない群です。

一方の穏やかな認知症は、大きな変化はなく、著しい進行も認めず、日常生活における軽度の障害のみで推移します。初期は、コリンエステラーゼ阻害剤等で良好な経過を得られますが、問題は治療開始後3、4年経つと徐々に認知機能が低下してくることです。このような患者さんは改善傾向が見られず、次第に介護の手間が増えてきます。

そして、ご家族から

（1）一向によくならない
（2）別な治療法はないだろうか
（3）市販されているサプリメントがあれば試してみたい

というリクエストが出るのです。

私自身もドクターとして治療に行き詰まり感、閉塞感を感じていることもあり、何か新しい活路を見出したいと感じている中で、フェルラ酸サプリ、ミエリン活性サプリに展望を開いてもらったという経緯があります。

ミエリン活性サプリについては、2017年9月から投与50例についての検討を開始しました。ただし、脱落者が多く（引っ越し、入院、本人や家族の拒否など原因はさまざま）、症例として発表できるのは25名です。女性19名、男性6名、平均年齢79・1歳になります。

以下、代表的な症例を報告します。

症例❶ 75歳男性 ラクナ梗塞あり、味覚がない

【初診時】

警備員をしていた高卒の男性。高血圧症。MRI検査を行ったところ、ラクナ梗塞あり。改訂長谷川式スケール20点。（認知機能の検査：30点満点で20点以下は認知症の疑いがある）

「好き嫌いが激しくなった」「味覚を感じる力が衰えて味がわからない」「好きな酒も飲まなくなった」ことを家族が心配し、認知症ではないかと来院。性格的に投げやりなところあり。ドネペジル、抗血小板薬、亜鉛含有胃潰瘍治療剤で治療を開始する。

本人から「車の運転に不安がある」という訴えがあったので止めることをお勧めしたが、慎重に続けた模様。朝夕、散歩を続けている。

【数ヵ月後】

ドネペジルを10㎎に上げて経過を見ていたが、「発語が減ってきた」「家庭菜園にも手を出さなくなった」「やる気がない」とのことで、ミエリン活性サプリを開始した。

ミエリン活性サプリ開始時の改訂長谷川式スケール18点。

【ミエリン活性サプリ開始から1ヵ月後】

本人から「失禁がなくなった」と報告を受ける。家族に「俺の頭は少し変だ」と言うようになり、病識が出てきた。それまで昨日や数日前のことをすっかり忘れることが多かったが、覚えていられるようになった。性格的にも投げやりなところが見られなくなった、などの変化が出てきた。

【ミエリン活性サプリ開始から3ヵ月後】

改訂長谷川式スケール21点。失禁はなく、奥さんの話では記憶もよくなっているとのこと。改善は明らかだった。

【さらに1ヵ月後】

本人は以前から免許の更新を気にしていたが、自分で申請に行って合格してきた。

【ミエリン活性サプリ開始から6ヵ月後】

改訂長谷川式スケール25点。

会話はスムーズでないときもあるが、よく話すようになった。味覚も戻った。物の名前は出ないことが多いが、表情はとても明るくなった。薬は自発的に飲む。

症例❷　86歳女性　軽度のアルツハイマー型認知症

【初診時】

ご主人の入院を機に不安感が強くなり、一日中泣いている。もの忘れも進行しているので、投薬を希望されて来院。このときすでに他院でドネペジル10㎎投与中だった。改訂長谷川式スケール24点。ドネペジルを服用しても症状に変化がないという訴えだったので、臨床心理士の診断を受けて、抗不安薬を投与。

【数ヵ月後】

落ち着きを見せ、母親らしい顔になってきた。しかし「もの忘れはひどくなっている」「妄想が出る」との訴えが続く。ドネペジルをリバスチグミンに変更。

【3ヵ月後】

ご主人が他界された。本人はさらに認知症が進行し、再び不安も高まる。リバスチグミンを9㎎に増量し、同時にフェルラ酸サプリを開始する。

【抗不安薬開始から9ヵ月後】

症状は一進一退。家族の話では「同じ質問を繰り返す。頑固。何事も億劫で嫌がる。探し物が多い。すぐに忘れる。不安は、出たり出なかったり。薬は管理してあげなければ自分では飲めない。時には家族の顔がわからないこともある。妄想は出なくなった。時折、夜間に自宅内での徘徊がある」といった様子。

フェルラ酸サプリとミエリン活性サプリの併用を開始する。改正前の長谷川式スケールは21点。

【ミエリン活性サプリ開始から2ヵ月】

息子さんから次のような報告があった。「意欲が出てきて、今までやらなかった料理をするようになった。気持ちの切り替えができるようになり、不安がることがなくなってきた。悲観的なことを言わなくなり、表情が明るくなった。外出するとき、身の回りを確認する時間が非常に短くなった。つけていなかった日記をつけるようになった」

【その後】

インフルエンザからひどい重症肺炎になり、寝たきりとなる。受診してもらえないためサプリメントは中止。追跡できず。

症例❸　82歳女性　アパシー（無気力、無関心）状態

【初診時】

もの忘れがひどく、やる気もまったく失われている。惣菜を買って食べるだけで、食事は作らない。夫、息子はすでに他界していて、独居。離れて暮らす甥が連れて来た。一見してアパシー（無気力、無関心）状態。

改訂長谷川式スケール18点。ドネペジルを開始する。

【数ヵ月間の経緯】

一時、甥御さん夫婦が一緒に生活してくれたところ、非常に表情がよくなって会話も増えた。しかし、いつまでもそうしていられないので、本人一人が高齢者住宅に入居した。

その後、もの忘れが進行して書き始めた日記も止めてしまった。訪ねて来る甥の顔もわからなくなったという。デイサービスに行くことを勧める。

ドネペジルは10㎎まで増量されたが、改訂長谷川式スケール16点。

【さらに数ヵ月後】

ミエリン活性サプリを開始。しかし、高齢者住宅の職員からは「悪くなっていないが、

効果は感じられない。口数が少ない」と報告あり。

職員たちは「効果なし」と判断して、ミエリン活性サプリを数ヵ月間飲ませていなかった模様。この頃、高齢者住宅職員と甥御さんとの関係が悪かったことが後でわかる。主治医として再開を指示したが、「振戦が出た」「流涎がひどくなった」「意識が悪くなった」と言って、ミエリン活性サプリが原因であるかのようなそぶりを見せる。

その後、甥御さんが来院し、「ミエリン活性サプリを服用していた時期のほうがずっと反応が良かった。会話もできたし、しっかりしていた。自費でいいので再開したい」と告げられる。その時点で、改訂長谷川式スケール13点。

【再開から2ヵ月後】

甥御さんが本人を連れて来院。「2ヵ月間きっちりミエリン活性サプリを服用した結果、とてもよくなりました。最近は返事もできて、トイレの心配もなく、週3回デイサービスに行きます。外来で話をしているときに〝高齢者住宅に住む周りの人は危なっかしくて見ていられない。ついつい、手を貸してしまいます〟と言いました」と語る。

急激に改善したので、やはりきちんと飲んでもらうと違うのだな、と実感。受診態度も、以前とは比較にならないくらい活発だった。

まとめ　～ミエリン活性サプリメント服用後の変化～

1～6ヵ月で表れた変化と考えられる改善部位をランダムに書くとこうなります（紹介した3例だけでなく、追跡した25例を通した感想）。

●やる気が出る、自発的に動く、動作がスムーズになる、着替えや外出準備が速くなる、家事ができるようになり料理を作る、散歩に出るようになる、会話が多くなる、話が長続きする→**前頭葉内側面の機能改善**

●表情がよくなる（明るくなる）、顔を見て話すようになる、目がパッチリ開いている→**大脳辺縁系の改善**

●病識を自覚するようになる→**右半球機能の改善**

●尿失禁が減る→**前頭葉（排尿中枢を含む）の抑制機能の改善**

●理解力の改善（口喧嘩ができるようになる）→**左半球言語野の改善**

●気づきが多くなる（注意力、集中力の向上）→**前頭葉（抑制機能の改善）**

●記憶力の改善→**側頭葉の海馬を中心とした記憶回路の改善**

●服薬・着衣等の改善→**前頭葉（実行機能）の改善**

医師による症例報告 02

ミエリン活性サプリメントの治療データをもっとも多く持つスーパードクター

医療法人社団
くどうちあき脳神経外科クリニック

理事長・院長
工藤千秋 医師

第一線の脳神経外科医〝兼〟認知症専門医

「くどうちあき脳神経外科クリニック」は2001年、東京都大田区のJR大森駅近くに開業しました。院長の工藤千秋医師は、大学卒業後、英国バーミンガム大学、東京労災病院、鹿児島市立病院脳疾患救命救急センターなどで学んだ第一線の脳神経外科医です。

工藤医師が院長を務めるクリニックは、CT、MRI、NATというソフトを用いた脳波解析、うつ病の検査も行える光トポグラフィーなどの医療機器を揃え、脳神経外科だけでなく心療内科、神経内科、整形外科として幅広い患者さんに対応しています。高次脳機能障害、パーキンソン病、痛みの治療、漢方薬処方にも精通し、日本アロマセラピー学会認証医（現在、同学会の理事長）でもあるのです。

そんな「くどうちあき脳神経外科クリニック」のもう一つの特長に「もの忘れ外来」があります。脳や精神の機能が低下した「昧神《まいしん》」状態の患者さんを「うつ病」なのか「MCI」なのか「認知症」なのか的確に鑑別し、効果的な治療に導いています。もの忘れ外来には、工藤医師の師のお一人である高名な田平武医師が週2回診察に加わっています。

脳外科手術に明け暮れていた工藤医師が、認知症を含む高齢者全般にまで診療分野を広げたのには、患者さんの長期的アフターケアや心身のメンテナンスに軸足を移した経緯があります。

「私の治療のベースは薬・メスだけでなく、西洋医学や東洋医学、アロマセラピーといったあらゆる良いものを横一線に取り入れた補完療法なのですが、それだけでなく、やはり患者さんの顔、目を見てお話しすること、触れ合いを大事にしています」

と工藤医師は語っています。

その姿勢の一環として「くどうちあき脳神経外科クリニック」の4階には「元気だ脳！」

と名づけられたデイケア施設があり、脳に特化したさまざまなリハビリテーションが行われているのです。また、同クリニックは在宅診療も開院以来20年続けて行っています。

ミエリン仮説こそ認知症治療を変える

工藤医師には『脳神経外科医が教える病気にならない神経クリーニング』（サンマーク出版・2016年発行）という著書があります。この本は、私たちの心身のトラブルや不調の原因の多くが、神経の老化（詰まり、漏れ、流れすぎ）からきていることを説明した本です。そのため、神経を若返らせると、不調の多くが解消できると書いてあります。

この「神経を若返らせる」とは、まさに「ミエリンを巻きなおす」ことなのです。理論的な内容は本書の第1部に書かれたことと重複しますが、具体策として「顔もみ」や「姿勢正し」などの神経クリーニングで認知症を改善させる方法が具体的に書かれています。関心のある方はぜひ、『脳神経外科医が教える病気にならない神経クリーニング』をご覧になってください。

この本に書かれた「ミエリン仮説」のポイントは、次の通りです。

①認知症はこれまで「脳」に原因があると思われてきた
②特に、脳にアミロイドβ（タンパク質のごみ）が溜まるのが原因という説が有力だった
③しかし、アミロイドβが減っても、なぜか認知症は改善しなかった
④現在は脳に〝ごみ〟が溜まるだけでなく、神経を形づくるミエリンという部分に原因があるのではないかと言われている
⑤研究が進むと、神経を取り巻くミエリンの老化（脱髄）が真犯人の一人の可能性が強くなった

こうした流れから、アルツハイマー型認知症へのアプローチそのものがコペルニクス的転回を遂げつつあるというのです。

そのことを図示すると、次頁のようになります。

アルツハイマー型認知症が国民的病気になるにつれ、コリン仮説に基づくドネペジル（商品名アリセプトとその後発品）、ガランタミン（商品名レミニール）、リバスチグミン（商品名リバスタッチパッチ・イクセロンパッチ）は、抗認知症薬と呼ばれながらも対症療法薬でしかないことが明らかになってきました。

グルタミン酸仮説に基づくメマンチン（商品名メマリー）も同じです。

アルツハイマー型認知症の発症メカニズム仮説とその薬剤

仮説名	病　因	薬の種類	薬品名
コリン仮説	ADの病態は 中枢性コリン作動性 神経の障害に依存	アセチルコリン エステラーゼ 阻害薬	ドネペジル ガランタミン リバスチグミン
アミロイド仮説	Aβの蓄積が病因	抗Aβ抗体 （PⅡorPⅢ）	ソラネズマブ （日本イーライリリー） PF-5236801/AAB-001 Aβワクチン PF-5236806/ACC-001
グルタミン仮説	可溶性アミロイドβの 蓄積 それにより異常な グルタミン酸の 神経細胞毒性が 生じる	NMDA 受容体拮抗薬	メマンチン
ミエリン仮説	脱髄が病因	陳皮配合 漢方製剤 （ヘスピリジン、 ナリルチン）	人参養栄湯 抑肝散加陳皮半夏 六君子湯 補中益気湯、など

そのうえ、根本原因とされてきたアミロイド仮説単独では説明ができなくなってしまっては、ミエリン仮説が頼みの綱となります。

２０１６年刊の著書『脳神経外科医が教える病気にならない神経クリーニング』（サンマーク出版発行）ですでにそのことを指摘していた工藤医師は、クリニックを訪れるアルツハイマー型認知症の患者さんに、サプリメントとしてミエリン活性サプリを試してもらい、データをとっています。

症例❶　90歳女性　アルツハイマー型認知症

工藤医師のクリニックに10年間ほど通っているアルツハイマー型認知症の患者さんです。最初はドネペジル５㎎から治療を開始し、８年ほど前に10㎎になりました。

この患者さんは、息子さんが母親の認知症を何とか改善しようと定期的に連れてくるそうです。工藤先生の勧めに従って、フェルラ酸サプリメントを１日４本（朝２包、昼１包、夜１包）飲んでいました。

１年前、89歳のときの検査内容は以下のとおりです。

・MMSE15点（認知症の知能検査：30点満点で高い方が正常、20点未満で中等度の認知症）
・GDS10点（老年期うつ病評価尺度：15点満点で低い方が正常、5点以上がうつ傾向）
・MRIのVSRAD4・38（画像検査で海馬の萎縮度を測るソフト：低い方が正常、2・0以上になると9割以上の確率でアルツハイマー型認知症の疑いがある）

息子さんから話を聞くと、最近の患者さんは頑固さが増してきました。「死にたい。早くお父さんのところへ行きたい」と繰り返し、落ち込んで食事の量も減ってきたと言います。

「海馬の萎縮は大きいが、脳の画像を見るとラクナ梗塞もあり、高齢期のうつも入っている。アルツハイマー型認知症ではあるが、白質異常も加わった脳血管性との混合型」というのが最終的な工藤医師の診断でした。通常だとアスピリンやシロスタゾール、クロピドグレルなどが出されるケースですが、89歳という年齢を考えると、胃に穴が開いたり皮下出血が起こったりすることは避けなければなりません。そこで工藤医師は息子さんに説明し、ミエリン活性サプリを開始しました。

ミエリン活性サプリの服用は、最初朝1錠、夜1錠の2錠でした。胃の調子が良ければ

2週目から2×2錠、3週目から3×3錠に上げるよう指示を出しました。

1ヵ月後、来院した息子さんは「ちょっと変わってきました」と言います。どこがどうとは言えないものの、変化があるらしいのです。

3ヵ月後、「元気が出てきました」と言いながら受診室に入ってきました。患者さんの顔を見ると、明らかにイキイキしていました。

6ヵ月後、「先生、これはいいですよ」と感想を述べる息子さんは、ミエリン活性サプリの効果を確信した様子でした。「相変わらずもの忘れはありますが、むちゃくちゃなことを言わなくなりました。話のつじつまが合うようになってきたのです」と言います。

そこで、半年目の検査をしたのが以下のデータです。

・MMSE17点（認知症の知能検査：2点の向上）
・GDS7点（老年期うつ病評価尺度：3点の向上）

その後、息子さんは来院のたびにミエリン活性サプリを購入するようになりました。90歳になった患者さんの、飲み始めてから1年後のデータは以下の通りです。

・MMSE20点（認知症の知能検査：1年前より5点の向上）
・GDS4点（老年期うつ病評価尺度：1年前より6点の向上）

・MRIのVSARD4・50（画像検査で測る海馬の萎縮度：1年前より0・12の悪化）海馬の萎縮はわずかながら進行しています。それでも「ほぼ変わらず」と評価していいくらいの内容です。

工藤医師は、こう総括します。

「この事例では、記憶が良くなったというより、気持ち的なアップができました。作用機序まではわかりませんが、ミエリン活性サプリはミエリンの改善だけでなく、セロトニンなどの神経を元気にする物質の流れを良くする効果もあるように思います」

症例❷　77歳男性　アルツハイマー型認知症

工藤医師が5年前にアルツハイマー型認知症と診断した患者さんです。ひどく怒りやすく、同居する妻が怒鳴られてばかりいました。

工藤医師はドネペジルを3㎎から5㎎に上げた副作用かと思い、3㎎に落としましたが興奮は全然収まりません。そこで、通常行われるようにメマンチンを追加したのです。メマンチンは5㎎で開始され、1週間に5㎎ずつ上げて4週目から20㎎で維持されました。

普通、20㎎まで上げると1～2ヵ月でおとなしくなる（鎮静される）ものです。しかし、この患者さんにはメマンチンのＢＰＳＤ抑止効果が全然出ず、興奮状態が続きました。

そこで抗精神病薬のセロクエルを使っていたところ、ある日薬局から「この患者さんは、ほかの病院で糖尿病の治療をしているので、セロクエルは禁忌です」という連絡が来たのです。

患者さんがほかの病院に通院していることも、糖尿病であることも知らなかった工藤医師は驚きました。その病院は院内処方だったので、薬局が情報を掴むのが遅れたのです。高齢者の場合、複数の医療機関を受診していたら一包化したほうが安全なので、そう申し出たところ工藤医師の処方箋を受けとった薬局で一包化することになりました。

「ところが、一包化された薬を見て私はびっくりしました。先方からドネペジルが出ていたのです。私が5㎎を出し始めた頃には、すでにほかの病院で同じ薬の10㎎が出ていたことになります。メマンチンを20㎎に上げてもまったく興奮が収まらなかったのは、ドネペジルを合計15㎎も飲んでいたからでした」

その後、患者さんの家族がほかの病院への通院を止めて、認知症の治療は工藤先生に一本化されることになりました。工藤先生はドネペジルを計5㎎に落とし（急に断薬すると危険なので)、その後10㎎に上げました。その後3ヵ月間調整を続け、最終的にドネペジル5㎎、メマンチン20㎎と、どちらも維持量で固定しています。この患者さんの検査データは以下の通りです。

●治療スタート時点

・MMSE20点

・GDS8点

・MRIのVSRAD5・02

こうした経緯もあり、この患者さんの治療は難航しました。3ヵ月後の検査データはこうです。

・MMSE16点(認知症の知能検査:3ヵ月前より4点悪化)

・GDS15点(老年期うつ病評価尺度:3ヵ月前より7点悪化)

怒りと落ち込みを繰り返す最悪の状態でした。

悩んだ工藤医師は、家族に相談してミエリン活性サプリに活路を見出すことにしました。朝1錠夜1錠の1日2錠から徐々に増やし、最終量は4×2の1日8錠でした。

効果は2ヵ月目くらいから出ました。鬼のような形相だった患者さんが、笑顔になったのです。「どうしたの？　調子いいじゃない？」と尋ねると、「よく眠れるんだよ」と答えます。ミエリン活性サプリを開始して2ヵ月半でとった検査データはこうでした。

・MMSE21点（認知症の知能検査：2ヵ月半前より5点向上）

・GDS7点（老年期うつ病評価尺度：2ヵ月半前より8点向上）

聞いてみると、この患者さんは夜9時に寝ると夜11時頃には起きていたのだそうです。その後夜中の1～2時にまた寝て、朝4時には起きてガタガタ動き始めます。奥さんが8時頃「朝ご飯できたから食べよう」と言うと、「うるさい、寝る！」と寝ていました。

ミエリン活性サプリが変えたのは、MMSEが示す認知機能だけでなく、睡眠の質が大きかったようです。良く眠れると、当然のことながら自律神経の興奮はおさまりバランスがとれるせいか、翌日は穏やかになります。

それ以後、この患者さんは夜9時から翌朝の3～4時まで通して眠ることができるようになり、BPSDと思われていた症状も改善しました。

ミエリン活性サプリが、認知機能だけでなく生活リズムまでも整えた症例でした。

症例❸　73歳女性　軽度認知症

この患者さんの検査データは、最初の時点で次の通りでした。

・MMSE21点
・GDS４点
・ADAS-Jcog17・8点（より精密な認知症の知能検査：70点満点で低いほうが正常）

患者さんは比較的穏やかで品のある人だったと言います。工藤医師の診断は、MCI（軽度認知症害）でした。もの忘れはあっても、日常生活を自分の力で送ることができる人がMCIと診断されます。この患者さんの場合、困ったのは食欲がどんどん落ちていったことです。通院するうちに、食べても痩せ始め、やがて食べなくなってしまいました。ドネペジルを3㎎から始めて規定通り5㎎に上げた後にこうした症状が出たので、工藤医師は副作用を疑ったそうです。リバスチグミンのパッチ製剤に替えたほうがいいだろうと判断し、9㎎から貼り始めました。リバスチグミンは食欲を出す作用もあるので、選択に迷いはありませんでした。

経過もよく、穏やかさも食欲も問題なかった開始3ヵ月目のデータはこうです。

・MMSE22点（認知症の知能検査：3ヵ月前より1点向上）
・ADAS－Jcog16・0点（より精密な認知症の知能検査：3ヵ月前より1・8点向上）

ADAS－Jcogは70点満点ですから、少しではありますが、両方とも向上しています。

ところが、この患者さんは肌が弱かったのです。リバスチグミンを貼って2ヵ月経った頃、パッチ製剤の使用で背中一面にかぶれが出ていることがわかりました。そこで4・5㎎へと貼薬の大きさ（用量）を小さくしたところ、再びガクッと食欲が落ちたのです。

工藤医師は、貼薬を4・5㎎のまま、ミエリン活性サプリを入れました。症例①、②でもそうですが、サプリメントの効果を調べるとき、工藤医師は使っている薬をそのままにしてサプリメントを加えます。ほかの薬も動かしてしまうと、何が効果をもたらしたかわからなくなるからです（薬を減らしたり止めたりして患者さんの調子が良くなることもあるので）。ミエリン活性サプリは、本人とご家族の承諾を得て朝1錠、夜1錠から始め、2×2の1日4錠に増やしました。これは、一般的な基準量です。すると、開始からまもなく6ヵ月という時点で、患者さんの体重が4㎏も増えたのです。食べられなくなって痩せていった虚弱な高齢者の体重が4㎏も増えたというのは、驚異的な効果と言えます。

ミエリン活性サプリ開始約6ヵ月の検査データは以下の通りです。

・MMSE24点（認知症の知能検査：約3ヵ月前より2点向上）
・ADAS-Jcog15・1点（より精密な認知症の知能検査：約3ヵ月前より0・9点向上）
・GDS4点（老年期うつ病評価尺度：初診時と変わらず）

通常、食欲が落ちてきたら胃腸系の薬剤か漢方薬を追加します。しかし、この患者さんの場合は「もう薬は増やしたくない」という意向だったので、サプリメントを選択しました。

工藤医師は、こう締めくくりました。

「サプリメントと呼ぶから抵抗がありますが、元々の呼び名は健康補助食品です。食品を受けつけなくなっていた状態から受けつける状態になったのは、食品が食品を釣ったと考えればいいのだと思います。酢の物を食べたら、食が進むようなものです。これまでの3例でミエリン活性サプリは興奮を抑えたり、睡眠を改善したり、食欲を取り戻したりすることがわかりました。その人の、弱いところを改善するのです。このあとどんな効果が発見できるのか、まだまだ無限の可能性を感じずにはいられません」

医師による症例報告 03

認知機能検査（ADAS-Jcog）でミエリン活性サプリメントの改善効果を確認しました

黒木内科医院
院長
黒木宗俊 医師

宮崎県中部における認知症の中核医院

宮崎県のほぼ中央、高鍋町にある「黒木内科医院」は、ＪＲ日豊本線高鍋駅からタクシーで数分の場所にあります。院長の黒木宗俊医師は、近畿大学医学部を卒業後宮崎医科大学で研修を重ね、その後いくつかの病院勤務を経て１９８７年に開業しました。

内科を中心に透析（12床）も行っている同院では、地域住民のさまざまな医療ニーズに応えていますが、なかでも認知症への対応は見事です。それは、院長の黒木医師が早くから認知症の薬物療法に取り組んできたからにほかなりません。

高鍋市に限らず、地方都市はどこでも住民の高齢化が進んでいます。小児科以外はどの診療科目も高齢者が多く、認知症の知識がない医師は患者さんとのコミュニケーションに悩んでいるのです。

自治体や医師会は、国が目指す「地域包括ケアシステム」を実現しようとしています。そのため、大病院への入院や大施設（特養や老健）への入所ではなく、「いつまでも住み慣れた場所で暮らせる」地域づくりに力を入れています。たとえば、医師や保健師が認知症高齢者の自宅を訪問する「初期集中支援チーム」も、住み慣れた場所で暮らしていただくための施策です。

今では、開業医であればみんなが介護保険制度に協力する体制がとられています。その分、認定審査会に呼ばれても認知症がわからない医師は大変です。黒木医師の役割が大きくなりつつあります。

黒木医師は、新オレンジプラン（認知症国家戦略）の初期集中支援チームにも、介護保険制度の認定審査会にも、積極的に参加しています。それればかりか、役所、薬剤師会、JAなどさまざまな場所へ講演に出向いて、認知症の啓発を行っているのです。

講演には地域の住民が参加したり、内容が口コミで地域に広がったりします。すると「認知症かもしれない」と感じた家族や本人が黒木内科医院を訪ねてくるのです。家族の場合「本人のおかげで離婚の危機に陥っている」「家族がさらし者になっている」「世間で肩身の狭い思いをしている」と訴えます。本人の場合「助けてください、脳が溶ける」といった自覚症状を訴えます。また、地域包括支援センターのスタッフも黒木内科医院に認知症の患者さんを連れてきます。黒木内科医院は、宮崎県中部における認知症の中核医院としての役割を果たしているのです。

抗認知症薬は少量投与が大切

認知症で受診する初診の患者さんに、黒木医師は50分ほど時間をかけると言います。多くは家族が本人を連れてくるのですが、本人のもの忘れやBPSD（認知症に伴う行動・心理症状）の影響で、家族関係は良好というわけにはいきません。本人が間違いやしくじりを犯すたびに周囲が怒るので、本人は自尊心をなくして落ち込んでいるか、逆ギレしてBPSDを爆発させています。そこで、黒木医師は時間をかけて本人を褒め、プライドを取り戻してあげるのです。

薬の前に本人の自尊心を高め、どうしたら生活再建ができるかを話し合うことから黒木医師の認知症治療は始まります。

次に大切なことは、前医から処方されているドネペジル（商品名アリセプト）や向精神薬のチェックです。高齢者の場合、規定量の抗認知症薬がそもそも多いことがあるので、たくさん飲んでいる人がいたら種類と量を減らして様子を見ます。

抗認知症薬の一つであるリバスチグミンのパッチ製剤を使う場合も、患者さんの様子を見ながらの少量投与が中心です。リバスチグミンは丸い貼薬で、最初4・5㎎から貼り始め、4週間ずつ9㎎、13・5㎎、18㎎と次第に大きい貼薬へ変えていくのが標準治療とされています（最初に9㎎から始め、4週間後に18㎎に増やす短縮療法も承認されました）。しかし黒木医師はこう語ります。

「うちでは4・5㎎を貼り続けている人が圧倒的に多いです。それでよければ、増やしていきません。次は9㎎。維持量である18㎎を貼っている人が一人いますが、患者さんに言われて使っているだけです」

そのような個別のテーラーメイド処方ができるのはなぜなのでしょうか。

「それは、症状を見ているからです。よく見ていると、上げるのが怖くなります。〝これで爆発したらどうなるだろう〟と思うと、慎重にならざるを得ないのです。ですから、2週間単位ではなく、1週間処方とか、3日処方とかを行います。様子を聞くために毎日電話をもらいますし、こちらからも電話して様子を聞きながら、細かな指示を出しているのです」

黒木医師は、かなり以前からフェルラ酸サプリメントを認知症治療に導入しています。近年、ミエリン活性サプリを希望する患者さんに試して、認知機能の評価を行いました。

認知機能検査で実証できたミエリン活性サプリの効果

黒木内科医院に導入された認知機能検査は、ADAS-Jcogと呼ばれる検査機器です。アルツハイマー型認知症に対して抗認知症薬（コリンエステラーゼ阻害剤）を使った場合、その評価を行うことをおもな目的としています。

調べるのは、単語再生、口語言語能力、言語の聴覚的理解、自発語における喚語機能、口頭命令に従えるか、手指や物品を呼称できるか、など11の項目です。採点は0～70点の範囲で行われますが、失点がカウントされるので高得点になるほど障害の程度が増したと判断されます。これは認知症の重症度を判定するというよりは、一定期間後に再検査して、得点の変化で認知機能の変化を評価する検査です。

改訂長谷川式スケールで比較する医師が多い反面、ADAS-Jcogを使いこなしている医師は、それほど多くありません。抗認知症薬でさえそのような状態ですから、ミエリン活性サプリでデータがとれたのは、先駆的な事例です。

このあと症例を出しますが、結論から言うと一定の効果が実証されました。本人から「ボーッとする感じがなくなった」「頭が冴えてきた」、家族から「落ち着いてきた」という声を聞くようになりました。半年間の試用後も、「継続して飲み続けたい」「このサプリのおかげで認知機能が維持できているのだと思う」という声が寄せられました。

方法を紹介すると、本人やご家族に相談し、自費でミエリン活性サプリを試してみたいと答えた人にADAS-Jcogを行います。その後ミエリン活性サプリを2錠ずつ朝晩服用してもらい、半年後に〝もう一回検査しましょう〟と言って2度目のADAS-Jcog検査を行います。

そのデータを比較し、ミエリン活性サプリの服用を続けた半年間で認知機能がどう変化したかを見るのです。

症例❶ 88歳女性　性格はややきつめ、少々徘徊・移動性強め

【初診時】

改訂長谷川式スケールは行わず。ADAS-Jcog11・3点。

卓球をしているおばあさんで、性格はややきつめ。少々徘徊というか、移動性が強め。

【半年後】

ADAS-Jcogが7・0に改善。

本人から「よい」という評価が出る。どちらかというと冴えている人なので周囲が困っていたが、穏やかになり、移動性も改善。

同院の看護師から「話していて、柔らかな感じになった」との感想が聞かれた。

現在もミエリン活性サプリを継続中。

症例❷　77歳女性　ボーッとして、浮遊感がある

【初診時】

改訂長谷川式スケール30点、ADAS-Jcog9・0点。

「認知症の検査をしていただきたい」と本人から希望があって来院。問診では「ボーッとしている感じがある。浮遊感のようなもの」との訴えがあったが、改訂長谷川式スケールは満点。知能的には問題が見られなかったが、ADAS-Jcog9・0点で、認知機能が何らかのかたちで障害されている可能性を考える。

ミエリン活性サプリの服用を勧め、承諾を得て開始。

【半年後】

ADAS-Jcog5・4点に改善。

問診で浮遊感を問うと、「なくなった」との回答。自分から「冴えている」と表現する。本人の訴えでは神経がちゃんと繋がってモヤが取れてきた感じ。

しかし、経済的な理由でその後の継続はできず。医療保険を使ってドネペジルで治療を続けることになる。

症例❸　69歳女性　若く検査の点数が良い

【初診時】

改訂長谷川式スケール29点、ADAS-Jcog5・3点。

若いだけにどちらも点数が良かった。そこからさらに認知機能が上がるのかを調べるためにミエリン活性サプリを開始。

【1ヵ月後】

来院時に「頭が冴えてきた」との発言あり。

【半年後】

ADAS-Jcog3・0点。元の点数も良かったが、ミエリン活性サプリでさらに良くなる結果が出た。その後もミエリン活性サプリを継続中。

症例❹　77歳女性　ネットで調べ自身で来院

【初診時】

改訂長谷川式スケール27点、ADAS-Jcog10・7点。

どちらも悪くはないが、当院をネットで調べて認知症治療に来院。

ミエリン活性サプリを1日4錠で開始。

【2ヵ月後】

自分の口から「ミエリン活性サプリは頭がスッキリして良い」と話す。

【半年後】

ADAS-Jcog8・6点に改善。感想を伺うと「これからはミエリン活性サプリだけを飲みたい」と言われたので、現在も服用中。

【総論】

黒木内科医院では、自費を承知してミエリン活性サプリを服用した患者さんの6ヵ月間のADAS-Jcog点数の比較調査を行いました。当初9人エントリーし、症例で紹介した4人がワンクールを完了。驚いたことに、全員ADAS‐Jcogの点数が改善していました。

あえて難点を探せば、開始時点での改訂長谷川式スケールとADAS‐Jcogが、どちらもひどく悪い人がいなかったことです。これは、ADAS‐Jcogが質問形式の認知機能テストであるため、会話が成り立つ人に偏ってしまったものと考えられます。

失語の人や意味性認知症の人は、エントリーできていません。従って、ミエリン活性サプリの対象となる人は、家族に勧められて来院するタイプではなく、「最近もの忘れがあるのよ」と自分で来院するタイプになります。それらの患者さんの認知機能が向上し、頭の回転や受け答えがさらにクリアにすることができた可能性があります。

パーキンソン病の患者さんにも著効

かねてから黒木内科医院で高血圧の治療を受けていた74歳の男性が、県内の神経内科でパーキンソン病と診断されました(2013年6月)。

動きがぎこちなく、手の震えが止まらないのがおもな症状でした。レビー小体型認知症の兆候はありません。診断を下した神経内科で、パーキンソン病治療薬のメネシット200mgが処方されました。

その後、黒木内科医院でこの患者さんのパーキンソン病治療を引き継ぐことになりました。メネシットを処方しましたが改善しないので400mgまで増量し、ドーパミン作動薬のレキップやニュープロパッチも併用しました。

患者さんは地元で梨園を経営するなど経済的余裕のある人でした。黒木医師は患者さんと相談のうえ、2014年2月から自費で抗酸化物質グルタチオンの点滴を始めました。月1回の受診のたびに点滴し、600mgから始めて2400mgまで増やしたそうです。

それでも明確な改善が見られませんでしたが、2018年5月からミエリン活性サプリを開始すると良い兆候が現れました。ミエリン活性サプリを1日2カプセルから始めたところ、1ヵ月目には家族から効いたと報告があり、「歩行が速くなった。振戦が少なくなった」というのです。

2ヵ月目の7月には梨の収穫がありました。これまで収穫のたびに手に持った梨を落としていた患者さんが、その年の収穫では落とさなくなったとご家族が喜んでおられました。

今ではミエリン活性サプリを1日4カプセルずつ飲み、1年以上良い状態が続いています。

「ミエリン活性サプリがこの患者さんのパーキンソン病改善に関与していることは可能性があるのではないでしょうか。これからもミエリン活性サプリが有効な方を探る工夫をしたいと考えています」と、黒木医師は感想を述べています。

認知症だけではなく、パーキンソン病にも効果があると期待されているようでした。

医師による症例報告 04

ダウン症の退行症状を改善するミエリン活性サプリメント

川崎医療福祉大学・
聖マリアンナ医科大学

客員教授

黒木良和 医師

こども医療センターで長年ダウン症医療にかかわる

黒木良和氏は、九州大学医学部を卒業後、同大学院医学研究科博士課程を修了し、医学博士になりました。

その後1970年、国立福岡中央病院小児科医員を経て、1974年神奈川県立こども医療センター遺伝科医長、1991年同重症心身障害児施設長、2001年神奈川県立こども医療センター所長などを歴任しました。

2003年川崎医療福祉大学教授となり、2007年から現在まで同客員教授、1985年から聖マリアンナ医科大学客員教授となって現在に至ります。

現在、黒木氏は「退行症状を有し器質的合併症のないダウン症成人（7例）に対するミエリン活性サプリ投与後の臨床症状および認知スコアの変化」という研究を行っています。

黒木氏がこの研究を始めたのは、どのような経緯があったのかを伺いました。

「私たちが神奈川県立こども医療センターなどで、生まれたときからずっと診ているダウン症児は2000名を超えます。私は、川崎医療福祉大学の教授になるにあたってセンターを去る際、診られなくなることに申し訳なさもあったものですから、20歳以上の人は引き続きフォローさせていただきますという手紙を出したのです。それに応じてきた百数十名のフォローを始めました。もう16年前のことです。今でも60数名はフォローできているので、その人たちが今回の研究のベースになりました。富永牧子先生という方がメインでフォローしているのですが、これだけたくさんのアダルトのダウン症を診ているのはここだけではないでしょうか」

イギリスにはナショナルダウン症センターがあり、200~300名のアダルトダウンをフォローしているそうです。

「日本もそういうものを作らなければいけません。ダウン症はとても多いのです。１０００人に１人は生まれるのですから」
と黒木氏は語ります。

ダウン症の退行症状と認知機能をどう補足するか

研究の契機となったのは、阿相皓晃氏からの情報提供でした。２０１２年に「ダウン症の人の海馬で、ミエリンの形成が悪くなっている」というハンガリー発の論文が出たのです。亡くなったダウン症の患者さんの脳を剖検したところ、幼児から高齢者まで一貫して髄鞘形成が阻害されていました。そこで、ダウン症の改善を目指すサプリメントの開発とアルツハイマー型認知症の改善を目指すサプリメントの開発は、連携して行えるのではないかという仮説ができたのです。

この提案を受けて、黒木氏は早速研究に入りました。問題は、ダウン症の改善をどう数値化するかです。黒木氏らは、「社会性に関する退行症状チェックリスト（ＲＳ）」というダウン症専用のスコアを開発していました。

社会性に関する退行状況チェクリスト

1	動作が緩慢になった	
2	表情が乏しくなった	
3	会話・発語が減った	
4	対人関係で反応が乏しい	
5	興味を示すことが減った	
6	以前出来たことが出来なくなった	
7	排尿・排便障害がでてきた	
8	閉じこもり・外出を嫌う	
9	睡眠障害がある	
10	同じことを繰り返し言うまたは質問する	
11	感情の起伏が激しくなった	
12	食欲が低下傾向である	
13	体重が1～2kg以上減った	

上記の6項目以上：退行あり、4～5項目：退行疑い、0～3項目：退行が否定的

全部で13項目ありますが、12と13はあまり関係がないことがわかってきたので、1〜11項目でそれぞれに該当すれば1点ずつ加えていきます。6点以上になれば明らかに退行、4〜5点は退行度が高い、3点以下は退行なし。これをミエリン活性サプリを飲み始めてから3ヵ月、6ヵ月、1年とスコアしていくのです。

もう一つの方法としては、イギリスのカウラーたちが作った「ダウン症者のための認知機能評価尺度（CS－DS）」があります。認知症の評価基準は多種多彩ですが、ダウン症の場合知的障害があったり、しゃべれなかったり、字を読めなかったりするので、普通の認知機能評価ができません。CS－DSは、親や介護者などダウン症者本人をよく知る人が回答するものです。黒木氏は著者に直接手紙を出し、日本語訳して使わせてもらう了解を取りました。

こうして行われたCS－DSスコア（点数が高い方が認知機能改善）と退行チェックリスト（点数が低い方が退行度改善）の3ヵ月後、6ヵ月後の結果です。

患者①：家の外に出ていられる時間が増えた。買い物などに行けるようになった。記憶力・集中力などは変化なし

CS－DS：(開始前) 100点、(半年後) 100点
退行チェックリスト：(開始前) 10点、(3ヵ月後) 4点、(半年後) 4点

患者②：認知力低下あり。こだわりが強くなっている(効果なしの印象)
CS－DS：(開始前) 58点、(半年後) 48点
退行チェックリスト：(開始前) 5点、(3ヵ月後) 6点、(半年後) 7点

患者③：理解力改善。こだわりの改善。会話の言葉が増えている。記憶力も低下していたのが最近は踏みとどまっている印象
CS－DS：(開始前) 80点、(半年後) 80点
退行チェックリスト：(開始前) 9点、(3ヵ月後) 8点、(半年後) 5点

患者④：理解力・記憶力が上がっている。人の話を聞くようになった
CS－DS：(開始前) 84点、(半年後) 86点
退行チェックリスト：(開始前) 6点、(3ヵ月後) 6点、(半年後) 4点

患者⑤：昼夜のリズムが改善。姿勢が少し良くなった。周囲への関心（テレビなど）がやや回復。排尿・排便障害は悪化

CS－DS：(開始前) 39点、(半年後) 43点

退行チェックリスト：(開始前) 10点、(3ヵ月後) 10点、(半年後) 6点

患者⑥：笑顔が増えた。自発的コミュニケーションをとるようになった。歯ぎしりの改善。こだわりの改善

CS－DS：(開始前) 26点、(半年後) 28点

退行チェックリスト：(開始前) 9点、(3ヵ月後) 9点、(半年後) 5点

患者⑦：表情がやわらかくなった。家の外にはまだあまり出られないが、部屋の外に出て、家族と過ごす時間が増えた

CS－DS：(開始前) 74点、(半年後) 74点

退行チェックリスト：(開始前) 4点、(3ヵ月後) 3点、(半年後) 2点

ミエリン活性サプリはダウン症の退行改善に効果がある

これを退行度の推移のみで見ると、次頁のグラフになります。

服用開始後6ヵ月で、1例の悪化（スコア上昇）を除いて、6例が改善しています。今後9ヵ月、1年と追跡していきますが、ミエリン活性サプリがダウン症の社会性退行度改善に有効であると認められるデータです。

社会性退行度が認知症のBPSDのようなものだとすると、中核症状の変化はCS－DSで見ることができます。こちらは7例中改善が3名（43％）、不変が3名（43％）、悪化が1名（14％）でした。悪化の1名は、社会性退行度が悪化した患者さんと同一です。

背景を調べてみると、この患者さんは両親が離婚し、すごく良くしてくれていたお姉さんが結婚でいなくなり、本人は施設に入っていました。ストレスや環境の変化が重なっていたのです。除外した方が良かったケースかもしれません。

「6ヵ月時点での中間報告的なものですが、以上のような結果が出ています。まだわずかな症例なので、いずれはより大規模な本格試験（二重盲検など）を実施したいものです。

退行度（RS）の推移

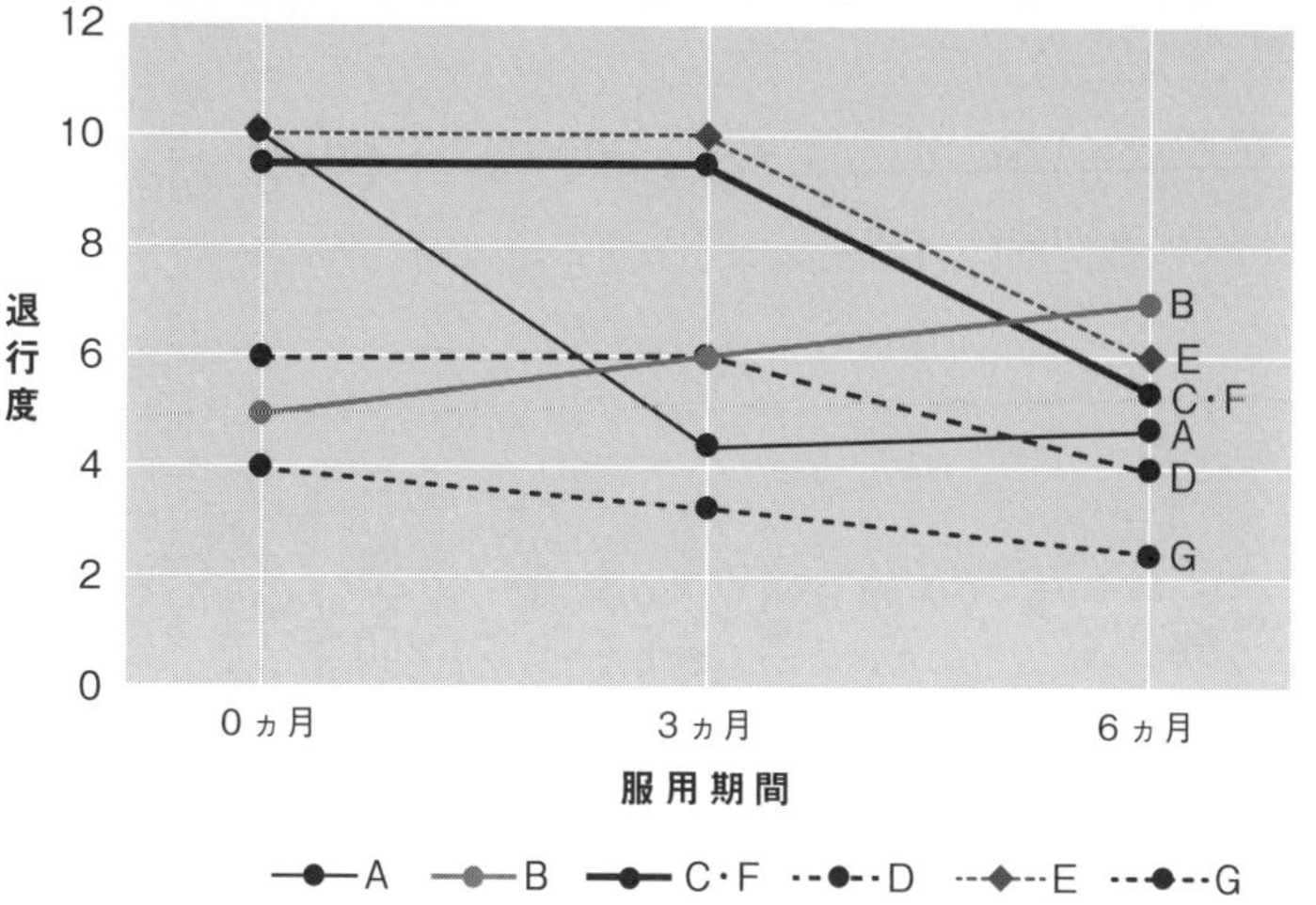

アルツハイマー発症のミエリン仮説を支持する報告がもう主流になりつつある現状の中で、ミエリン活性サプリがミエリン再生を促すことによってダウン症でも同様の所見が得られるようになれば、その意義は大きいと思います。患者や家族へのメリットだけではなく、医療経済面などあらゆる面でメリットは計り知れないものになるはずです」

黒木氏は、熱意を込めてそう語りました。

なぜミエリン活性サプリがダウン症に有効なのか
阿相皓晃博士インタビュー（インタビュアー：黒木良和医師）

黒木　ダウン症の人の認知機能低下や社会性退行は、正常人より早いと前から言われていました。亡くなった患者さんの脳内を剖検しますと、どなたもアルツハイマー型認知症（ATD）です。阿相先生が以前からご指摘されているように、ダウン症の白質、特に海馬周辺の脱髄もはっきりしてきました。これらが21番のダウン症領域に起こる理由から伺いたいと思います。

阿相　ヒト21番染色体（クロムゾーム21）は、22種ある染色体のうちいちばん短いのですが、250～400の遺伝子を含んでいます。ダウン症の場合、通常2本ある染色体が、この21番染色体だけ3本あるのです。染色体同士は転写をして倍々に増えていきますが、21番染色体に関してはトリソミー(3倍体）になるのです。したがって、21番染色体にどのようなものが含まれているかが重要な意味を持ちます。そこだけ3倍に増えていくのですから。

ヒト21番染色体（クロムゾーム21）

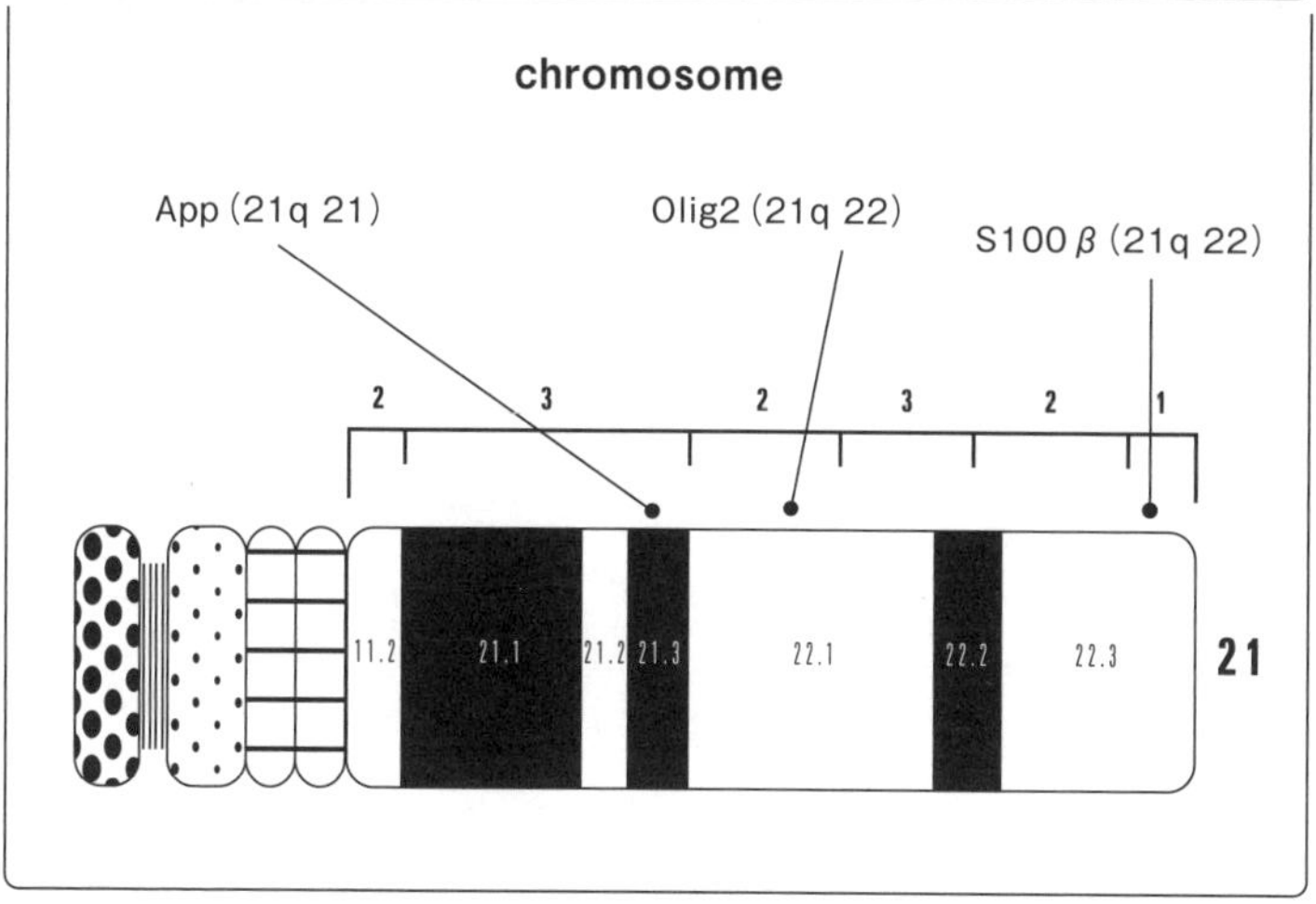

これが21番染色体をマッピングした図です。真ん中あたりの部分に、ＡＰＰ（アミロイド前駆体タンパク質）が入っています。ダウン症の患者さんは、アルツハイマー型認知症の患者さんと同じような症状が出て認知機能が悪くなるというのは、これが原因になっていると思われます。

もう一つ、ダウン症は黒木先生のご専門ですが、ＡＰＰは脳内だけでなく目のレンズにも溜まりやすいのです。そこで、白内障が特徴的に出てきます。

黒木　そうですね。

阿相　ＡＰＰが増えるということから、今まではダウン症もアルツハイマー型認知症と同じようなメカニズムだと思われていまます。

した。ところが、Appの近くに、Olig2（オリゴ2）という遺伝子があるのです。このオリゴ2、オリゴデンドロサイトの発生を制御する転写因子であることが判明していま

ミエリンは、中枢ではグリア細胞の一種であるオリゴデンドロサイト（ミエリン形成担当細胞）が自らの形成膜を軸索に巻き付けることで作られるのですから、ダウン症の患者さんではオリゴ2の遺伝子も3倍速で増えていきます。

もう一つ重要なことは、21番染色体のいちばん下に、S100βという遺伝子があることです。オリゴ2、S100βは重要です。

黒木　どのような遺伝子なのでしょうか。

阿相　これらの遺伝子はグリア、とりわけ我々が興味を持っているオリゴデンドロサイトとアストロサイトを制御することです。オリゴ2はオリゴデンドロサイトを、S100βはアストロサイトを制御します。ダウン症の患者さんの脳内では、APPが増えてアミロイドβも増えるのですが、それとは逆の動きもあるはずなのです。それがオリゴ2とS100βがセーブしているのではないかと見ています。

黒木　脳内を画像解析できるような装置があればいいですね。

阿相　ミエリンをマッピングした画像解析は、これまで外国の研究ばかりでした。今年、ダウン症ではないのですがアルツハイマー型認知症の患者さんでミエリンマッピングした結果が国立神経センターから出されました。そこでは、はっきりミエリンが異常だったという報告がなされているのです。

ダウン症の患者さんの場合、剖検ができませんから拡散テンソル画像などのソフトを入れたＭＲＩでイメージングしていくしかありません。日本にはそうしたソフトを入れられるＭＲＩが少なくてなかなか使わせてもらえない、使ってもソフトがあまり良くないという課題があります。ただ、モデルマウスを作って解析をする手が残っているのです。

その成果が、２０１６年3月16日号の『Ｎｅｕｒｏｎ』に掲載されました。「ダウン症の発生過程の遺伝子発現研究からオリゴデンドロサイト分化とミエリンの異常が明らかになった」という論文です。21番染色体の完全解読は終わり、モデルマウスも存在しますが、ダウン症のそれぞれの症状が起こるメカニズムはわかっていませんでした。

この論文では、ダウン症のモデルマウスを用いてミエリンの形成が阻害されていること、その結果神経伝達速度が低下していること、さらにオリゴデンドロサイトの試験管内分化系を用いて、ダウン症では細胞の成熟段階が強く抑制されるためにミエリン化異常が起こることが示されています。

論文内の図版を見ますと、胎児の18日目、生後1～2週間目、生後2ヵ月目の脳が比較されています。使われているのは二十日鼠ですから、20日前後で生まれてくるわけです。それがオリゴ2が過剰に発生したモデルマウスでは18日目、まだ胎児の段階で脳が小さくなっています。生後1～2週間目は、ミエリン形成がもっとも活発な時期ですがそこでも同じです。

染色してあるのは神経細胞ですが、白質域もおかしくなっています。ダウン症のトリソミーでオリゴ2が過剰に発生すると、脳の形態形成異常と同時に、白質ミエリンもおかしくなるということがこの研究でわかったのです。

黒木 それなのにダウン症の退行現象や認知機能が改善するということは、ミエリン活性サプリはOPC（オリゴデンドロサイト前駆細胞）にも影響を及ぼすと考えていいのでしょうか。

阿相 そうです。黒木先生の今後の研究次第ということになりますが、ミエリン活性サプリはオリゴ2も、OPCも、ミエリンもプラスの方向へ向かわせるのではないかと考えています。黒木先生の研究対象は、20歳以上の成人のダウン症患者ですね。子どもの段階は過ぎていますから、脳はもうできているのです。じゃあ、なぜ効くのかというと、OPCは死ぬまで増え続け、死ぬまで仕事をするからです。

黒木　よくわかりました。ありがとうございます。今後の研究の励みにしたいと思います。

医師による症例報告 05

フェルラ酸サプリメントで手ごたえを得た患者さんにミエリン活性サプリメントを推奨しています

ひらやま脳神経外科

院長

平山貴久 医師

手術をやめて認知症に特化した脳神経外科医

「ひらやま脳神経外科」は、鹿児島市内にあるクリニックです。脳神経外科なので、頭痛やめまい、頭部打撲、怪我などの治療を行います。しかし、交通事故による頭部外傷や脳血管障害などで急患が担ぎ込まれ、開頭手術を行うような救急医療は行いません。手術が必要な患者さんは、大きな医療機関と提携して対応しています。

院長の平山貴久医師が専門とするのは、もの忘れや認知症で紹介があったり家族が連れてきたりする患者さんです。また、高血圧症、脂質異常症、糖尿病などの生活習慣病も幅広く治療しています。

鹿児島市出身の平山医師は、地元鹿児島大学医学部を卒業し、同大脳神経外科教室に入局しました。1年目は大学病院で脳腫瘍の、2年目以降は関連病院で脳血管障害の治療にあたったそうです。つまり、医師としてのスタート時点では、ガンガン開頭手術を行う、バリバリの脳神経外科医でした。そんな平山医師が、どうして認知症中心のクリニックを開業することになったのでしょうか。

転機は、離島で訪れました。鹿児島県には、離島が多いのです。その中でも県内でいちばん大きな奄美大島の鹿児島県立大島病院に部長職で出向した平山医師は、カルチャーショックを受けることになります。

「島に赴任してから、外来を診る機会が増えたのです。それまでも週に1回や2回は外来に出ていましたが、手術室と病棟中心の生活から、出会う患者さんの層がガラリと変わりました。毎日外来の患者さんを診察すると、とにかく認知症が多い。それはもう、驚くほどです。治療内容は多岐にわたりますが、認知症を何とかできなければ、仕事になりません。そのとき、自分の手札の少なさに唖然となって、猛烈に認知症の勉強を始めました。

書籍を取り寄せて読み始めたのですが、最初に出合ったのが木村武実先生の『BPSD症例から学ぶ治療戦略』（フジメディカル出版、2012年）でした。そこに〝フェルラ酸サプリ〟というものが書いてあったので、何だこれは、と驚いて調べ始めたことが、現在の私に繋がっています」

離島であっても、インターネットを使えば最先端の認知症治療メソッドにアクセスできます。書籍や論文、ネットでの学習に加えて、外来で多くの認知症高齢者の治療を重ねた平山医師は、2016年4月に「ひらやま脳神経外科」を開業しました。場所は鹿児島市の中心部、市立病院の目の前です。

「脳卒中や脳腫瘍などの、いわゆる脳の『器質的疾患』の治療に携わる脳神経外科医が、同じく脳の器質的疾患である認知症にも携わることは大いに意義があると考えています」

と、平山医師は語ります。また、

「認知症患者数の増加は、高齢化社会を反映してのことではありますが、生活習慣病としての一面も見逃せません。個人的には、認知症と糖尿病、または糖質の過剰摂取との関係性に注目しています」

とも語ります。平山医師は、糖質制限にも詳しいのです。

抗認知症薬投与の基本は少量投与

開業して2年ちょっとの時点で、ひらやま脳神経外科に初診で訪れた患者さんは２４００人くらい。そのうち認知症外来に訪れた方は６００人ほどです。比率としては、認知症に特化しているとは言い難いかもしれません。ホームページには、平山医師の４つの診療方針が掲げられています。

1. 薬の低用量処方を心がけながら認知症診療を行う
2. 「糖質制限」を推進し、認知症予防および生活習慣病の予防や治療を行う
3. 外傷には「湿潤療法」で対応する
4. 長く「酒」を楽しむため、さまざまな工夫を凝らす

４番目は平山医師の個人的目標だそうですが、旗幟《きし》鮮明《せんめい》な診療方針はすがすがしいほどです。

この４つの中で、最大のポイントとなるのが１．の薬（中核症状に対する抗認知症薬、周辺症状に対する向精神薬）の低用量処方であることは論を待ちません。

平山医師は「鹿児島認知症ブログ」でこう語っています。

「頑なまでにドネペジル5㎎を処方し続ける医者を見かけるたびに、思い込みがドグマ化しているのだろうかと思わされる」

「抗認知症薬で火をつけて抗精神病薬で火消しをするという矛盾に気づかずに思い込みを続け、やがて訂正不能なレベルに達すると、それはドグマ（※教義）となる」

そして平山医師は、日本神経学会のガイドラインにある

「アルツハイマー型認知症患者の認知機能改善のために、現在使用可能な薬剤は、コリンエステラーゼ阻害薬のドネペジル（商品名アリセプト、後発品はドネペジル塩酸塩＋社名）、ガランタミン（商品名レミニール）、リバスチグミン（商品名リバスタッチパッチ、イクセロンパッチの2種）とNMDA受容体拮抗薬のメマンチン（商品名メマリー）である。いずれも有効性を示す科学的根拠があり、使用するように勧められる。（推奨グレード1A）」

という記載よりも、自分は以下のような実践的なデータを重視すると語っています。

「アルツハイマー病患者にコリンエステラーゼ阻害薬を投与して、効いたと言えるのは10人に1人、よく効いたと言えるのは42人に1人でした」（『科学的認知症診療5Lessons』

より抜粋）

平山先生のスタンスは、「効くなら使う」というものです。だから次のように語ります。

「効いたと判断するのは、医者か、本人か、家族かである。『ちょっとでも進行を遅らせたいから』と患者さんや家族が強く希望するのであれば、副作用について説明した上で少量で使うことはあるものの、『進行を遅らせられるかもしれない』という不確かな期待の元で定型的に使うことはない」

ここで「定型的に」と語っているのは、抗認知症薬4薬（ドネペジル、ガランタミン、リバスチグミン、メマンチン）の、増量規定を指しています。たとえばドネペジルは、3㎎で始めて2週間後に5㎎に上げ、足りなければ4週間後に10㎎に上げるという用法用量です。2016年6月1日に厚生労働省は「理由があれば、規定通りに増量しなくてもレセプトはカットしない（薬代を医療機関の自腹にしない）」という通知を出しましたが、そのことを知らないのか、世の中は増量規定を守る医者であふれています。

平山医師は、患者を見ずにメーカーが定めた用法用量だけを見ている医師に対して「怒りよりも憐憫《れんびん》に近い感情」を持つと語っています。

しかし、かわいそうなのは医者よりも患者さんや家族です。「効く人は10人に1人」という抗認知症薬を与えられて、効かなかった9人が何ともなければいいのですが、何割かには厳しい副作用が出るからです。

「当院では、患者さんに抗認知症薬を処方する際は少量投与を基本にしている。そして、少量投与でも効果の実感が得られなければ、ダラダラ続けることはせずに相談して止めることが多い。副作用の発現率は当然だが低い」

こう述べる平山医師のような医者は、残念ながら今の日本には少ないのが現実です。

抗認知症薬よりもサプリメント

「認知症の中核症状には抗認知症薬、BPSD（行動・心理症状）には向精神薬」と思い込んでいると、実際のところ認知症の多くはよくなりません。どちらかというと、悪化（進行）していきます。そこで平山医師は、フェルラ酸サプリを上手に取り入れることで治療効果を上げてきました。現在はそれに加えて、ミエリン活性サプリにチャレンジしていきます。

「正直、フェルラ酸サプリの使用経験のほうが圧倒的に多いので、いまはどうやってミエリン活性サプリを増やしていけるか試行錯誤しているところです。どちらを選択したほうが、治療効果が上がるのか見極めている段階ですね。たとえば、人参養栄湯に反応が良かった人でミエリン活性サプリにも反応した人が数名いました。何だか活気が出てきた、食欲も出てきた、という感じですね。そのため、人参養栄湯をきっかけにしてもいいかな、と考えています。

ただ、問題は費用です。医療保険が使えず自己負担である以上、サプリメントを強引に勧めるわけにはいきません。クリニック内に展示物や資料を置いて「先生、これ教えてもらえますか」と患者さんのご家族から声をかけてもらうスタイルを取っています。

あと、威力を発揮するのは問診票ですね。待合室で書いていただく中に、『サプリメントの話を聞きたい』という項目を作っています。患者さん側のニーズがあれば、私もアプローチしやすいですから。そのニーズを知るための工夫はしています。向こうから働きかけてこないのに、私から『これは自費だが治療上必要だ』ということは言いません。

そういう意味では、鹿児島は不利です。県民所得が低く、余裕のあるご家庭が多いとは言えません。皆さんのお財布事情を考えると、いいサプリメントであっても勧めづらいところがあります」

直接患者さんやご家族に言わなくても、平山医師には「鹿児島認知症ブログ」での発信という強い武器があります。抗認知症薬の問題点は、過去の記事で幾度も取り上げられました。

たとえば、2018年8月から、フランス保健省が抗認知症薬4種（ドネペジル、ガランタミン、リバスチグミン、メマンチン）を保険適応から外したというニュース。

日本では抗認知症薬の過剰投与が続いていて、医療経済研究機構の調査によると、85歳以上の高齢者の17％に抗認知症薬が投与されている……しかも年間処方量の半分近くが85歳以上の高齢者への処方である、というニュース。

こうした情報を、平山医師はブログでしっかり発信しています。

症例❶　80代女性　軽度認知障害（MCI）

【初診時】

同居の娘さんと2人で来院。既往症は、脊柱管狭窄症と降圧薬の服用。

3年前に某病院を受診。改訂長谷川式スケールの点数は不明、「初期アルツハイマーが疑われるが、それよりもうつ病の可能性を多く見積もる」とのことで、投薬なしでフォローとなった。

半年前にドネペジル3mg開始、激しい消化器症状にて3日で脱落。

本日午前中に某病院を受診し、改訂長谷川式スケール20点（30点満点）という結果で、イクセロンパッチ9mgを勧められた。同パッチは通常4・5mgで開始されることが多いが、倍の大きさがある9mgから開始する短縮療法も認められている。

「いきなり9mgでいいのだろうか？」と疑問に思った娘さんが、飛び込みで連れて来られた。


【初診】


ドネペジル3mgで脱落した方に対して、イクセロンパッチ9mgスタートはリスキーと考える。かつ、化粧もできないほどの敏感肌なので、使うなら1／4にカットして足底貼付にするようアドバイス。

抗認知症薬ではなくサプリメントを試してみたいとのことだったので、ミエリン活性サプリを開始することとなった。

【1ヵ月後】

娘さんの話では「デイサービスを嫌がることがほぼなくなり、意欲が出てきたため、デイを週に2回から3回に増やした」とのこと。

あと1ヵ月ミエリン活性サプリ（朝夕2粒ずつ）を続け、次は2ヵ月フェルラ酸サプリを試し、よさそうな方で継続することとした。

【4ヵ月後】

改訂長谷川式スケール：23点（30点満点）、初診時より3点上昇。このうち「遅延再生」4点（遅延再生とは、桜、猫、電車など3つの言葉を繰り返してもらい、数問後に思い出してもらうテスト。自発的に答えられたら2点、ヒントを出して答えられたら1点で計算する）。

立方体模写：OK。時計描画テスト：10時10分の長針と短針を記入できず。

イクセロンパッチは使用していない。ミエリン活性サプリを半量で飲んでいる。

症例❷　70代前半男性　軽度認知障害（MCI）

【初診時】

高血圧で内服治療中。仕事を定年退職後は、趣味の旅行を楽しんでいた。1〜2年前から軽い物忘れがあり、最近その頻度が増えてきた。その他の症状は、日中の昼寝が増えた、人の名前が出てこない、行った場所を覚えていない、好きだった旅行に行かなくなった、など。

改訂長谷川式スケール25点（遅延再生3点）、立方体模写OK、時計描画テストOK。頭部CT所見は、脳の左側に有意な萎縮あり。明らかな語義失語はなし。現時点では、軽度認知障害と診断。ミエリン活性サプリを3ヵ月間試すことにした。

【3ヵ月後】

改訂長谷川式スケール27点（遅延再生3点）、立方体模写と時計描画テストはOK。話がところどころでかみ合わない。ミエリン活性サプリは、1ヵ月飲んで「袋のどこにももの忘れに効くと書かれていない」と言って止めてしまった。説明し、納得して再開。

【6ヵ月後】

改訂長谷川式スケール26点（遅延再生3点）、立方体模写と時計描画テストはＯＫ。

点数は維持されているが、パソコンの使い方がわからなくなったり、電話を切った直後に「誰だったっけ？」ということがよくあったりするとのこと。ミエリン活性サプリはサボりがち。サプリメントは月々の費用の工面が厳しいのかと考える。

プレタール（抗血小板薬）を選択されたので、50㎎／日で開始。

【初診から1年後】

改訂長谷川式スケール26点（遅延再生3点）、立方体模写と時計描画テストはＯＫ。

頭部ＣＴは、昨年と比較して左側の萎縮がやや進行か。

奥さんが「夫は軽度認知障害ではないだろうか？」とおっしゃったので、「そうだと思います」とお答えした。

何とか維持できた1年だったと思う。

私的「ミエリン活性サプリ」の試し方（鹿児島認知症ブログより）

ミエリン活性サプリの成分のうち、注目すべきはα－GPC。アセチルコリンの前駆物質と言えるかどうかは議論が定まっていないようだが、少なくとも素早く脳内に到達してアセチルコリンの分泌に関わっていることは間違いないらしい。

軽度から中等度のアルツハイマー患者を対象とした半年間のダブルブラインド試験で、α－GPC1200㎎／day内服群は、プラセボ群と比較して有意に認知機能が改善したという報告もある。

また、α－GPCはオリゴデンドロサイトというグリア細胞の形成に関わっているが、脳内で効率良く情報伝達が行われるためには、オリゴデンドロサイトで形成されるミエリンという物質で、神経細胞をつなぐ軸索という線が保護されていなければならない。

このミエリンが傷むことを「脱髄」と呼ぶが、アルツハイマー患者の脳では白質で脱髄が起きていることが最近報告されている。

ざっくりまとめると、ミエリン活性サプリは

「アセチルコリンを誘導し、また、神経細胞から伸びる軸索を保護するミエリンという物質を修復・再生することで、認知機能改善を目指すサプリメント」

ということである。

先日、不安を感じると落ち着きがなくなりウロウロしてしまう女性の方にミエリン活性サプリを勧めたところ、明らかに不安を訴える頻度が減ったという経験をした。

しばらくして、その女性が食欲低下をきたしたため、今度は人参養栄湯を処方したところ、うまく嵌《は》まって食欲は戻った。

この経験から、以下のようなことを着想した。

「まず人参養栄湯を処方し、食欲や意欲で好反応が得られたらミエリン活性サプリを投入」

いずれも成分が一部オーバーラップしミエリン補強が期待できるので、長期使用でかなりの成果が期待できるかもしれない。

医師による症例報告 06

ミエリン活性サプリメントには認知症発症抑制効果が期待できると思います

東京脳神経センター病院
国際てんかん治療センター

センター長
堀 智勝 医師

脳外科医療の最先端から認知症医療へ

堀智勝医師は東京大学医学部を卒業後、東京大学医学部脳神経外科教室に入局しました。その後医学部紛争の影響もあって警察病院の研修医になり、東大病院医員（助手）に戻ってからフランスはパリのサントアンヌ病院に2年間留学したのです。その間、脳神経外科のあらゆる研鑽を積み、特にてんかんについては世界レベルの研究成果を残しています。

帰国して学位取得と専門医試験の合格を果たすと、駒込病院医長を経て鳥取大学脳幹研究施設外科教授に就任しました。その後、東京女子医科大学教授を経て現在の森山脳神経センター病院に至るまで、一貫しててんかんの外科的治療を続けてきた日本のてんかん手術の名医です。

てんかんの鑑別診断、手術治療の第一人者であると同時に、近年は認知症の治療も行い、関東脳神経外科認知症研究会の代表世話人、脳神経外科認知症学会の理事長でもあります。

てんかん医療のエキスパートだった堀医師が、認知症医療に興味を抱いたのは、どのような経緯があったのでしょうか。

「僕はお昼休みにときどき丸善をのぞくのです。あるとき、岩田明先生が認知症の本を書いているのを見つけました。脳神経外科医がどうして認知症の本を書くのだろうと興味を持ち、その本を読んで〝ああ、こういうことか〟と納得したのが始まりです。サプリメントの使い方も岩田先生の影響を受けています」

その後認知症学会に加入した堀医師は、研究や治療を続けていくうちに、てんかんと認知症には深い関係があることに気づくようになりました。それは、堀医師が診察に際して日常的に患者さんの脳波をとっていたからです。

「人間の脳は、機能的な変化が起こると心身への影響が出ます。医師は、こんな症状が出ているから、脳のこの部位に問題があるのではないか、と調べていくわけです。そうなると、てんかんと認知症は、脳のあらゆる部位の変化を如実に表していることに気づきます。たとえば、左側頭葉にてんかん波が起こると非けいれん性てんかんになるし、ミエリンがおかしくなると認知症になる。総合的に見ていくとてんかんでも認知症でも、神経細胞への関心からグリア細胞へ研究者の焦点が移ってきています」

てんかんと認知症は、深い相関関係がある

「てんかんは、子どもの病気、青少年の病気だと思われていました。しかし、近年64歳までのてんかんは減少傾向にありますが、65歳からは急に増え始めるのです。認知症も65歳から急に増える。両方とも脳の病気ですから、関係ないなんて言っていられません」

堀医師は、アミロイドβタンパクが溜まるマウスを作って行った実験で、てんかんと認知症の相関関係が明らかになったと語ります。それらのマウスに電極を入れて調べると、65%にてんかんのような発作が出たというのです。アミロイドβが溜まらない自然な状態のマウスでは、発作はゼロでした。

そのことから、

①てんかんと認知症は別物ではなく、認知症の初期にてんかんが起きている
②MCI（軽度認知障害）段階でのてんかんは、非けいれん性のてんかんである
③非けいれん性のてんかんは、頭に電極を当てて初めて判ることが多い
④てんかんがある患者さんは、ドネペジルなどで興奮させてはいけない
⑤治療はミエリンを作る乏突起細胞やアミロイドなどの清掃に関係する星細胞などのグリア細胞を修復するミエリン活性サプリを用いると良い

と堀医師は語ります。

それがわかるのは、堀医師が256チャンネルの電極をつけて脳波を測定し、信号源の推定を行うからです。堀医師らは、患者さんの頭に電極を当てて得た脳波データを生理学者の研究所へ電子媒体に記録して送付し、解読してもらいます。そうすると、もの忘れで外来へ来た患者さんの6割から7割くらいの人にてんかんの異常波が出ているそうです。これは、アミロイドβが溜まるマウスの実験で出た比率とほぼ同じです。

脳波は一般の医療機関でも撮りますが、通常は12チャンネルくらいしか電極を付けません。そして、標準的に脳のどこからスパイク（棘波）が出ているかを調べます。しかし、「こ

れは異常だ」と判定しても「アーチファクト（脳波や心電図に混入するノイズまたは人工産物）じゃないか」とか「これは筋電図（筋肉が収縮した動きが測定されたもの）だ」と言われてしまいます。そのため、専門の先生に信号源の推定をしてもらうことが大切なのです。一部のデータは脳磁図でも分析して信号源の推定を行います。

脳は、約160億個の細胞で構成されていて、それぞれが微弱な電気信号を発しながら情報交換を行っています。小さな信号同士ですが、集まると波になるので電極を使用してモニタリングするのが脳波検査です。脳波の異常はてんかんの発作などで顕著ですが、当然認知症でも起こります。脳のどの部位が異常信号を発しているかで、短絡すると海馬であればアルツハイマー型、前頭葉であればピック病といった鑑別診断ができるのです。

ミエリン活性サプリの可能性はもっと広がる

てんかん学会の理事クラスの先生が行っている脳波検査は、一般の病院で行われる脳波検査とはレベルが違うと堀医師は説明します。硬膜下電極という直接脳に当てる電極からの検査が多いのだそうです。そういう調べ方をすると、てんかんの発作が起こる3秒くらい前から、グリア細胞の電位変動が始まっていることが読み取れます。本当にてんかんの焦点となる場所では、グリア細胞がまず発火して、それが神経に及んでいることになります。

アルツハイマー型認知症は海馬が萎縮し、ほぼ失われた状態になっているのにどうして発作が起こるのかが疑問でした。最近の研究では、異常なグリア細胞が増殖して発作を起こしているからだ、ということがわかってきました。この事実から神経細胞だけではなく、グリア細胞の修復が課題になってくるのです。

「認知症研究の世界は今まで神経（ニューロン）を問題にしてきましたが、てんかん学会ではその前にグリア細胞が発作を起こしていることを確認しています。それもコンマ何秒前ではなく、2〜3秒前に起こっているのです。すでにアストロサイトへ着目しているてんかん学会を、認知症の研究者たちも見習う必要があります。それには、ミエリン活性サプリの症例を集めなければなりません。てんかん学会が、神経細胞の薬よりグリアの興奮を治める薬剤に目を向けている現状ですから認知症学会の専門医も、てんかんとからめた視点を持たなくてはダメです」

そう語る堀医師は、ミエリン活性サプリの可能性はもっと広がると断言します。

「これから僕は、ＭＣＩ（軽度認知障害）でもの忘れ外来に来た患者さんの中に、てんかん持ちの人がどれくらいいるかを自分で調べるつもりです。一応認知症の専門医なので、急に認知症を発症したと言って紹介されてくる人が多く〝急に怒りっぽくなった〟〝突然暴力を振るい始めた〟〝こんな人じゃなかったのに〟と連れてこられます。話を聞いて〝てんかんぽいな〟と思って脳波をとるとやはり異常波が出ているのです。そこでてんかんの薬を少量出すと、次の外来では人が変わったように穏やかになっています。ですから、実際のところ認知症とてんかんは高度に合併しているのではないかと思います。その場合、てんかん薬を出すか、抗認知症薬を出すか、向精神薬を出すか、が問われるのです。これからは医療費削減が必須ですから、サプリメントでいいのであればミエリン活性サプリがいちばんの時代になるかもしれません」

症例　38歳女性　ミエリン活性サプリでてんかんの発作が激減した

38歳で30年近くてんかんを患っている女性の患者さんです。発作の回数が多い日で25回もあり、大変な状態でした。毎日の発作の回数を父親が記録してくれていました。抗てんかん薬ビムパット錠（一般名：ラコサミド）を飲み始めて発作の回数が減ったので、服用9日目からミエリン活性サプリを開始しました。ビムパット錠は継続です。するど、どんどん発作の回数が減りました。ほとんどゼロに近づいたのです。ミエリン活性サプリを13日間飲んで、効果が確認できたので中止しました。その後ビムパット単独に戻したところ、またてんかんの発作が出てきたところです。

患者さんの父親は「ミエリン活性サプリは効いている」とはっきり言ってくれました。ただ、サプリメントは自費なので、今後どうするかは決まっていません。

患者さん自身は重度の認知症のような状態で、調子が悪いときは外来の待合室でギャーギャー喚いたりしていました。しかし、ミエリン活性サプリを飲んでいた時期は、落ち着いていたのです。発作を抑えるだけでなく、精神的に落ち着かせる効果も確認されました。

ミエリン活性サプリメントでてんかんの発作が激減

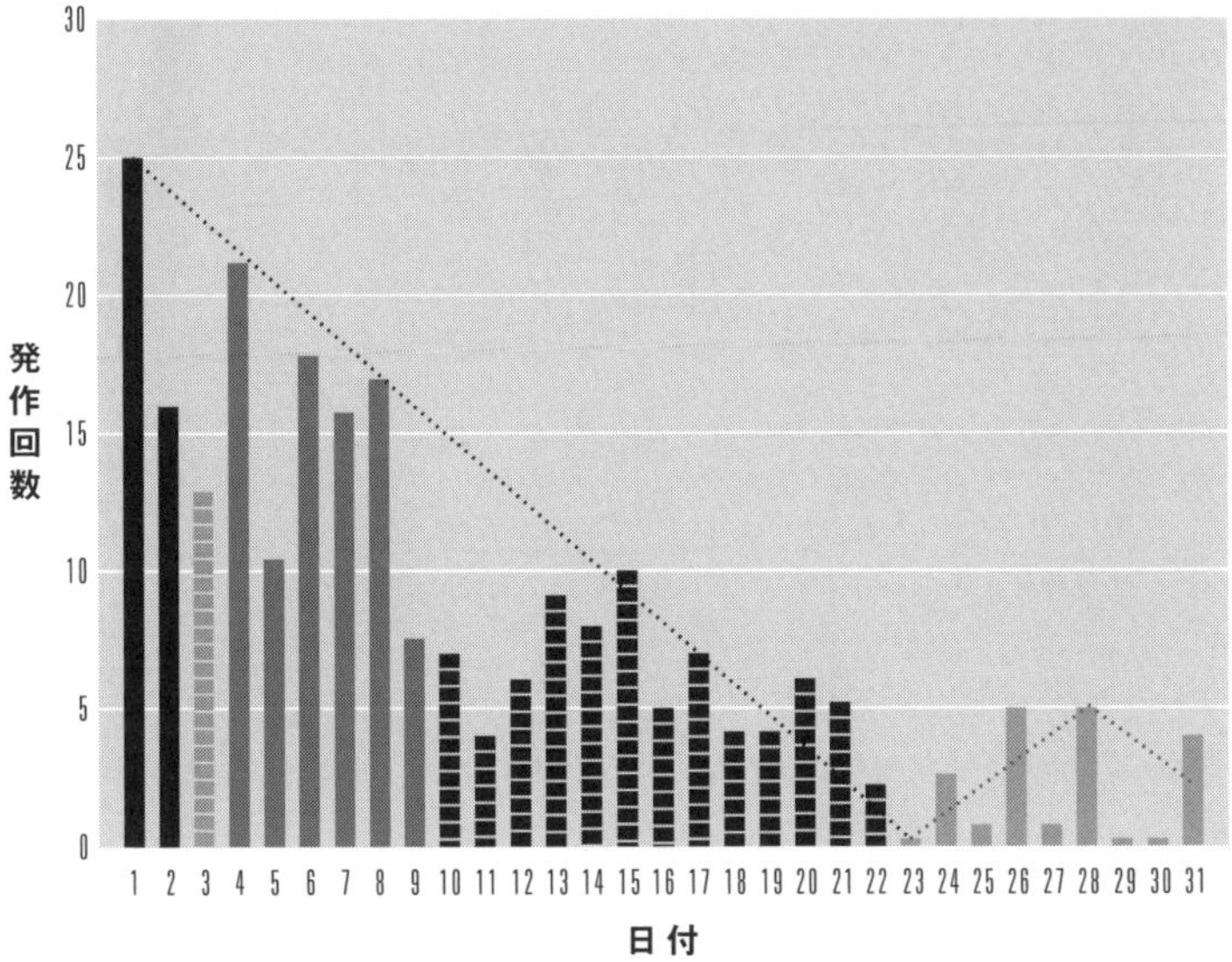

	ビムパット錠　錠剤数			
色	朝	昼	晩	Mガード
■ (黒)	2	0	0	無
▦ (点線)	1	2	0	無
■ (濃灰)	1	2	1	無
■ (淡灰)	1	2	1	有

MCI（軽度認知障害）治療薬として高まる期待

脳内の病気で発作が出たり機能が落ちてきたりしている人は、新生ニューロンが減っていると堀医師は語ります。

「すると、認知症のあるなしにかかわらず、どんな薬も効かない状態になっていきます。もの忘れ外来に来るような人は、少し手遅れなんじゃないかと僕は思うのです。抗認知症薬なんて対症療法薬ですから、効いたとしても一時的です。しかも、増量規定があります。もしてんかんを合併していたら、興奮するからとても危険です。ミエリン活性サプリのほうが、よほどいいと思います」

堀医師がサプリメントを勧めるのには、どういう意図があるのでしょうか。

「患者さんのご家族は、わらをもつかむような気持ちでいますから、少しでも良くなる兆候があれば使いたいと希望なさいます。医師として、断る選択肢はないですね。何でもそうなのですが、〝診断はつきましたけれど、治療法はありません〟というのはいけないと思います。たとえば痛みの強い患者さんがいたとして、いろいろな治療を受けても治らない。そんな人に〝これで最後です〟と言っちゃいけないんです。そう言って渡した薬が効かなければ、翌日自殺しますから。僕は実際に、そういう言い方をして自殺させてしまった先輩の事例を見てきました」

てんかんも認知症も、医師の言葉が大事だと堀医師は語ります。

「学問はどんどん進歩しますから、新しいのが出たらお知らせします。これはサプリメントで試験段階のようなところがありますが、試してみませんか。僕としては、ただ薬を待つだけの状態よりも、これを試した方がいいと思いますよ」

堀医師は、患者さんにそう言いながらミエリン活性サプリを勧めています。実際、ほかの医療機関で抗認知症薬を増量されて興奮した患者さん、向精神薬を処方されてボロボロになった患者さん、打つ手はないと言われて絶望した患者さんが、堀医師によって症状が緩和し、明日への希望を見出しているのです。

「フランスで昨年抗認知症薬4薬が全て保険適応から外されました。効果が薄い割に副作用が多い、薬に税金を使うよりケアに予算を回す、というのがその理由でした。だからといって、僕は薬を否定しているわけではありません。ミエリン活性サプリはまだ成績が確定しているわけではないので、強く勧めることもありません。しかし、これまで見逃されていたグリア細胞がてんかんにも認知症にもかなり大きな役割を果たしていることがわかってきました。グリア細胞が脳機能そのものに役立っているから、そこを修復しなければ神経細胞だけを治そうとしても無理だということが明確になってきた以上、〝それならミエリン活性サプリを試してみたら〟と患者さんに勧めるのは自然な流れです。

先ほどの実例の他にミエリン活性サプリの3ヵ月服用で難治性複雑部分発作が激減し、精神状態も落ち着いて、今まで旅行どころではなかった患者さん親子が発作も無く函館旅行を楽しんでいると報告の電話を頂いたときには正直びっくりしました。この患者さんはレックリングハウゼン病で、母親も看病に疲れて軽度認知障害になっていたのですが、このサプリメント服用で見違えるように治りました」

堀医師の言葉は、あくまで穏やかでした。

医師による症例報告 07

フェルラ酸サプリメントで感情面を整えてミエリン活性サプリメントで中核症状を改善させる

市川フォレストクリニック

院長

松野晋太郎 医師

心臓血管病の専門医が認知症クリニックを開業

「市川フォレストクリニック」は、千葉県市川市行徳駅前にあります。2015年5月に開院した認知症治療に強い診療所です。

院長の松野晋太郎医師は、宮崎医科大学を卒業後、千葉大学病院の循環器内科に入局しました。2年間の研修期間を経て船橋市立医療センター循環器科に勤務し、救急医療に取り組んだ心臓血管病の専門医です。

その後千葉大学病院に戻り、週1日の非常勤医として国保匝瑳市民病院の内科外来を担当するようになりました。松野医師が認知症と出合ったのは、この病院で内科外来を始めて7年ほど経った2012年頃です。匝瑳市民病院が「認知症への対応力を上げる」というスローガンを掲げて認知症専門外来を始めることになり、松野医師に白羽の矢が立ったのです。

以後、匝瑳市民病院で毎週水曜日の午前中は内科外来、午後は認知症専門外来を担当しています。その生活が、市川フォレストクリニックを開業してからも続いているのです。

認知症専門外来を担当するにあたり、松野医師は猛烈に認知症の勉強を始めました。幸い、循環器内科が専門だった松野医師は、「認知機能検査をして、画像検査をして、とりあえずアルツハイマー、とりあえずドネペジル（商品名アリセプト）」といった画一的な認知症治療とは無縁でした。そのため、真っ白な状態で「患者さん一人ひとりに合った認知症医療」を学ぶことができました。

「僕はそれまで、コリンエステラーゼ阻害剤というものさえ知らなかったのです。ドネペジルという薬も使ったことがありませんでした。自分の患者さんの中には、飲んでいた人がいたかもしれませんが。ですから、増量規定とも無縁でした。心臓血管病の専門医は、薬の用法用量に敏感でなければ務まりません。心臓は常に動き続けていなければならない臓器なので、血圧や心ポンプ機能や心拍数などを薬で調整するときに、その人に合った量をきめ細かく探ります。漫然と、画一的な用法用量に頼ってはいられません。僕がサプリメントや漢方にまで手を広げて対応するようになったのは、そういう背景があったからだと思います」

と語る松野医師は、脳神経だけでなく全身を診る内科総合医として認知症の治療にあたるスタンスを身につけていきました。

「認知症は脳不全」という総合的な診立てが必要

「抗認知症薬の中でも、ドネペジル、リバスチグミンのパッチ製剤、ガランタミン（商品名レミニール）には大なり小なりの興奮作用があります。ですから、ボーッとしている人を明るく元気にさせたり、ぐったりしている人の目をパッと覚まさせたりする効果はあるのです。しかし、元気がある人に飲ませると興奮気味になります。アルツハイマー型認知症でも陰性症状の人はいるので、そういう人にはいい薬です。ただ、抗認知症薬だけで記憶を改善させられるかというと難しい。サプリメントや漢方薬も使った総力戦になっていくのが自然な流れだと思います」

「抗認知症薬の使い分けで言うと、ドネペジルはアルツハイマー型認知症、リバスチグミンはレビー小体型認知症、ガランタミンは脳血管性認知症ということになるのかと思いますが、実際のところ病名では治療できないですね。それよりもシナプスが悪いのかな、ミエリンが悪いのかな、血流が悪いのかな、と考えていったほうがうまくいきます。認知症は要するに脳の変性ですから、脳不全といった捉え方が必要になるのです。心不全というのはみんなよく知っているように、いろんな原因で心臓が弱って起こります。脳不全の場合は血管系と神経回路系両方への目配りが欠かせません」

そう語る松野医師に、サプリメントの使い分けを聞きました。

「僕は、以前からフェルラ酸サプリを使っています。近年、ミエリン活性サプリも使うようになりました。イメージとしては、フェルラ酸サプリが前頭葉に効いて感情面を整える。ミエリン活性サプリは側頭葉に効いて言葉が出やすくなるという感じです。抗認知症薬で言うとリバスチグミンは前頭葉に効いて感情がよくなる、ガランタミンは側頭葉に効いて言葉が出てくるので、そこにかぶせるような使い方をします」

フェルラ酸サプリとミエリン活性サプリを併用する場合は、どのような使い方になるのでしょうか。

「認知症の症状は中核症状と周辺症状（ＢＰＳＤ）に分けて考えるといいと思います。先ほども言ったように、抗認知症薬は大なり小なり興奮作用があるので、陽性の周辺症状が出ている人はいきなり中核症状の治療ができません。先に周辺症状を落ち着かせてから、中核症状の治療に入ることが必要です。フェルラ酸サプリは感情面を整えるので先に使い、落ち着いたらミエリン活性サプリで中核症状を改善させる、というふうに切り替えていくのも良いと思います。

こうした形で多くの患者さんにフェルラ酸サプリとミエリン活性サプリを併用している松野医師ですが、ミエリン活性サプリにはどのような手ごたえを感じているのでしょうか。

ミエリン活性サプリメントは「興奮しにくい中核症状改善策」

「僕が思うには、ミエリン活性サプリがいちばん中核症状の改善に効果があります。さすがにアルツハイマー型認知症の近時記憶改善となると難しい面はありますが、ミエリンを治しておけば絶対に認知機能改善につながるのです。失語症の傾向がある患者さんの家族は、ミエリン活性サプリを試したあと言葉が出てきたと口をそろえて言います。それに、判断力が良くなった、伝導がスムーズになって会話のスピードが上がったという評価が多いようです。あと、ミエリン活性サプリのいいところは、興奮しにくいので誰でも飲めるところだと思います。誰がやっても失敗しない、興奮させない中核症状治療薬が出てきたような感じです」

「ドネペジルも少量投与できればいい薬ですが、興奮させてしまうので誰でもは使えません。ミエリン活性サプリはミエリンを修復させることで中核症状の回復を促していく……。抗認知症薬一辺倒の時代から、大きく選択肢が広がったのではないでしょうか」

中核症状に効くと言われると記憶（特に近時記憶）の改善を期待してしまいますが、松野医師はその点についてこう語ります。

「忘れてしまうというのは、ある程度仕方のないことだと思います。今現存の薬やサプリメントでは、記憶力を完全に回復させることはできないのではないでしょうか。これを気にして生活していたらストレスになりますから、ご家族にはやんわりと諦めるようにアドバイスすることもあります。治らない症状は治らないと思っていたほうが楽ですから。そこにずっとこだわって、うちの母はいくら治療をしても治らないのですが、と執拗に訴えても主治医も困ってしまうでしょう。記憶力が改善しないなら〝サプリメントを飲んでも意味がないじゃありませんか〟と言われるかもしれませんが、そうではありません。記憶力が弱い点はほとんど治らなくても、周りの部分はそれなりに改善するからです。会話が成り立たない、理解力がない、判断力が衰えた、といった症状が改善されることもあるため、サプリメントには意味があるのだと家族にはお伝えしています」

症例❶ 82歳女性 アルツハイマー型認知症

【初診時】

もの忘れ以外の症状なし。改訂長谷川式スケール17点（遅延再生0／6点）、語義失語なし。

純粋なアルツハイマー型認知症の失点パターンであった。

ドネペジル5㎎を内服していたが近時記憶が改善していないため中止し、シロスタゾール（商品名プレタール）50㎎朝と、フェルラ酸サプリを開始した。

【1ヵ月後】

改訂長谷川式スケール25点（遅延再生4／6点）と著明に改善を認めた。シロスタゾールを100㎎に増量、その後フェルラ酸サプリを弱いタイプから強いタイプに変えた。

【1年後】

改訂長谷川式スケール21点（遅延再生3／6点）とやや近時記憶が悪化していたため、フェルラ酸サプリからミエリン活性サプリ（4カプセル／日）に変更した。

【さらに半年後】

改訂長谷川式スケール24点（遅延再生5／6点）まで改善した。

フェルラ酸サプリ飲用中に認知機能低下が進んできたところで、ミエリン活性サプリに切り替えたところ改善を認めた1例であった。

症例❷ 76歳男性 アルツハイマー型認知症

【初診時】

ドネペジル5mgを内服していて、少し怒りっぽい状態であった。専門医からメマンチン（商品名メマリー）が追加処方されたが、家族が不安になって当院を受診。改訂長谷川式スケール14点（遅延再生0／6点）、語義失語は目立たず純粋なアルツハイマー型認知症の失点パターンであった。

易怒《いど》に対してドネペジル5mgを減量、隔日投与とした。シロスタゾール50mg朝＋フェルラ酸サプリ弱1包朝を開始し、その後2包日に増量した。

【2ヵ月後】

遅延再生0／6点でフェルラ酸サプリではまったく近時記憶の改善を認めなかったため、フェルラ酸サプリは1包に減量し、ミエリン活性サプリ2カプセル朝を開始した。

【1ヵ月後】

改訂長谷川式スケール21点（遅延再生2／6点）とやや中核症状の改善を認めた。

フェルラ酸サプリでは改善しなかった近時記憶が、ミエリン活性サプリを併用して1ヵ月で改善の兆しが見えた1例であった。

症例❸ 75歳女性 アルツハイマー型認知症

【初診時】

甲状腺機能低下症、2型糖尿病（HbA1c6・8%）があり、動脈硬化リスクの高い女性。以前、ドネペジル5mgを内服していたが、改善傾向にないため中止していた。初診時改訂長谷川式スケール15点（遅延再生0／6点）、語義失語なし、純粋なアルツハイマー型認知症の失点パターンであった。

シロスタゾール50mg朝開始、フェルラ酸サプリ弱2包分2朝夕開始。

【4ヵ月後】

遅延再生0／6点、改善なし。シロスタゾール増量50mgから100mg／日とした。

【1ヵ月後】

改訂長谷川式スケール16点（遅延再生0／6点）、近時記憶は改善なく半年が経過した。

【初診から11ヵ月後】

ミエリン活性サプリ4カプセル／日を開始。

【さらに2ヵ月後】

改訂長谷川式スケール20点（遅延再生0／6点）、近時記憶は改善していないが、改訂長谷川式スケールは16点から20点まで改善（物品想起1／5→3／5点）しており、ミエリン活性サプリの効果を認めた。

【結語】

フェルラ酸サプリでは改善しなかった近時記憶が、ミエリン活性サプリを併用またはミエリン活性サプリに切り替えることで改善を認めた。副作用の面では、これまで投与した200例以上において易怒性が亢進した症例はほぼなかったことから、コリンエステラーゼ阻害剤より副作用の心配が少ないと言える。よってミエリン活性サプリは、アルツハイマー型認知症治療における第一選択になるかもしれない。今後、長期的な効果についても検討していきたい。

医師による症例報告 08

急激に進行した神経難病(レビー小体型認知症)がミエリン活性サプリメントで劇的に改善

医療法人社団永寿会三鷹中央病院

山中晃一郎 医師

母親の発症で認知症を学び始めた消化器内科医

山中晃一郎医師は、東京都三鷹市にある三鷹中央病院の内科・消化器内科医です。順天堂大学医学部を卒業後、順天堂大学附属順天堂医院などで消化器内科医としての腕を磨きました。

専門は、胃がん、大腸がんや膵臓がんなどの消化器疾患です。癌研究会附属癌研究病院、愛知県がんセンターなどいくつかの病院での勤務を経て、2007年には順天堂大学附属浦安病院の消化器内科准教授に就任しました。2014年5月から三鷹中央病院の常勤医となっています。

山中医師が大学病院を辞めた2013年頃、故郷の三重県四日市市で父親が亡くなり、母親が独居となりました。まだ80歳に満たない年齢でしたが、母親は次第にもの忘れが出始めたのです。築50年以上経つ一軒家に住んでいたので、リフォーム業者が訪ねてきます。あいにく妹も離れて暮らしているため、身の回りの世話をしてくれる人がいません。お金の管理を頼んでいる妹に聞いたところ、耐震の詐欺に2回も遭ったそうです。

ある日、地元の警察から「お母さんを保護しています」という電話がきました。早朝、寝間着のままコンビニへ向かい、途中で田んぼに落ちて泥だらけで来店したため、店員が警察を呼んだのだそうです。そうした「事件」が度重なったため、約3年半前に東京へ呼び寄せました。症状としてはアルツハイマー型認知症で、本人には病識がありません。

山中医師は、かねてから認知症の勉強をしたいと考え、本を買い込んでいました。母親の発症を機に、幾冊もの本を読みあさったそうです。とくに「認知症治療研究会」関連の医師が書いた本は腑に落ちることが多く、母親の治療は抗認知症薬の少量投与やサプリメントを使用してくれる医師に任せたいと決意していました。

苦労したのは、母親を入れる介護施設探しでした。都内の有料老人ホームはどこもいっぱいで、空室がありません。ようやく、都内に開設間もない介護付有料老人ホームを見つけて入居させることができました。２０１７年3月のことでした。

現在まで約3年経過していますが、主治医の処方では抗認知症薬は使わずにフェルラ酸サプリメントと脳血流を増加させる抗血小板薬のシロスタゾール（プレタール）のみで認知機能は維持されています。

初診時のＨＤＳ－Ｒ（改訂長谷川式スケール）16点から23点と改善し、維持しています。

症例　71歳の女性患者との出会い

山中医師はある女性患者さんと出会いました。まだ71歳と若いのに、胃瘻で寝たきりの状態でした。施設から胃瘻の定期的な交換の依頼で受診しました。

その患者さんのお薬手帳を見た山中医師は驚きました。抗認知症薬のドネペジル5㎎、抗精神病薬のリスペリドン1㎎、パーキンソン病薬はメネシット配合錠１００㎎１・５錠を1日3回ほか数種類など、合計10種類もの薬が処方されていたのです。

山中医師の役目はこの患者さんの胃瘻の交換だったので、処方に目をつぶればその日のうちに終わります。しかし、これは見逃せないと感じた山中医師は、ご家族に提案しました。

「奥さんは、薬を見直せば改善の余地があります。しばらくここに入院してみませんか」

ご家族が同意したので、早速入院の準備です。その患者さんは介護付有料老人ホームに入居中だったので、山中医師はその嘱託医へ次のような趣旨の手紙を書きました。

「紹介患者報告書

○○クリニック　○○先生御机下

先生よりご紹介いただいた患者さんが本日来院されましたので、診察の結果を取り急ぎご報告申し上げます。

診断：レビー小体型認知症、胃瘻造設後状態

ご紹介いただきまして本日受診され、内視鏡的胃瘻交換を行いました。バルーンタイプを挿入留置し、問題なく終了しました。

尚、詳しい病歴などは存じ上げませんが、DLB（レビー小体型）であればまだ年齢も

若く、適切な処方により改善する余地はあると愚考します。

ＤＬＢは薬物過敏性（効き過ぎる）があり注意が必要ですが、ドネペジルでは良くなりません。５㎎でも過量で、パーキンソニズム（嚥下を含む）が悪化します。ＤＬＢには、少量のリバスチグミン（商品名リバスタッチパッチ、イクセロンパッチ）とシロスタゾール（プレタール）への変更をお勧めします。リバスチグミンも１・１２５－２・２５㎎（４・５㎎を１／４ないし１／２に切って使用）と少量であることが必要です（４・５㎎でも過量になることがあります）。

リスペリドンなどの抗精神病薬は、使用しなくても幻覚、幻視は消失します（使用するとかえって薬剤性パーキンソニズムが悪化します）。

ご家族のご希望、同意があれば、症状改善のために薬物変更、調節のために入院で診させていただくことも可能です。その場合は、当院の病診連携室にご連絡いただき、連携室を通じて小生にご連絡いただければ予定させていただきます。

誠に僭越でございますが、何卒よろしくお願い申し上げます。数週間（１ヵ月前後）を目途にしています。

ご紹介ありがとうございました。

山中晃一郎」

返信は数日後に届きました。入院して薬物治療の変更をしてほしいという内容でした。その患者さんが有料老人ホームに入居したのは、約半年前です。大きな病院を転々としてきたので、嘱託医は前医の処方を引き継いでいました。「薬の調節のための入院」は、翌月から始まりました。

山中医師は、まず抗精神病薬のリスパダールをやめ、抗認知症薬をドネペジルからリバスチグミンパッチ4・5㎎に替えました。パーキンソン病薬はメネシットに絞り、シロスタゾール（プレタール）と漢方薬の人参養栄湯を加えました。

ミエリン活性サプリを使ったら劇的な変化が

山中医師に出会うまでのその患者さんの症状は以下の通りです。

・意識はあるものの明確な発語は少なく、意思疎通が困難
・寝たきりで体を動かせない。褥瘡《じょくそう》ができないよう定期的な体位交換が必要
・嚥下《えんげ》がまったくできない

・痰が多く、頻回の吸引が必要
・表情は暗く、生気がない
入院後、薬の変更によって、いくつかの症状が改善しました。痰が少なくなったことと、短い発語が見られるようになったのが大きな変化でした。しかし手足のパーキンソン症状、意味のある会話、嚥下は回復しません。そこで、山中医師は一つの決断をしました。以前から「認知症治療研究会」で仲間の医師から聞いていたミエリン活性サプリを試してみようと考えたのです。

ご家族に提案したところ賛同してもらったので、入院1ヵ月目から開始しました。ミエリン活性サプリのカプセルを外し、胃瘻の栄養剤に混ぜて1日4カプセル分の投与を始めたのです。

効果はすぐに出始めました。1ヵ月半で退院しましたが、ミエリン活性サプリを開始してから約1ヵ月後より症状の改善が出始めました。

「まず、表情が明るくなりました。次が会話です。つじつまの合う話ができなかったのが、普通に話すようになりました。雑談もしますし、昔のこともよく覚えています。意志の疎通が見違えるように良くなりました。痰の吸引は入院の最後の頃は1日3～4回に減っていましたが、ミエリン活性サプリ開始後2ヵ月で必要なくなりました。嚥下も良くなっています。ゼリーを使った嚥下訓練をしてもらってもまるでダメだったのが、かなり飲み込めるようになりました」

「ミエリン活性サプリ開始以前は手足の固縮がひどく、自動では手足を動かすことができませんでした。上肢を動かすと関節の固さが顕著でしたが、今では自分で自由に動かせます。日中も起きていられるようになりました。見当違いのことは今でも言ったりしますが、気になるほどではありません。それよりも発語が活発になってズケズケ物を言うようになり、周囲の介護スタッフが迷惑ではないかと心配なくらいです。勝手にしゃべるだけではなく、日常の挨拶もしますし、気遣いもします。入院中はようやく意思表示ができる程度だったのに、先日私が大きな荷物を持っていたら〝先生、重たいでしょう〟と言ったのには驚きました。どれもミエリン活性サプリの効果としか考えられません」

その患者さんがたどってきた症状悪化の経緯

山中医師がその患者さんに特別な思い入れを持ったのには理由があります。それは、ご家族から克明な症状経過と介護記録を見せられたからです。約3年前の発症から現在に至る時系列の変化がワープロで細かく打ち込まれた用紙を7～8枚分横に繋ぎ合わせた2枚組の表で、まるでカラフルな歴史年表のようでした。

「ここまで詳細な介護記録をつけていらっしゃるご家族は初めてだ」と、「何としても少しでも改善するように」と山中医師は気持ちの引き締まる思いがしたそうです。

ご家族の介護記録によると、発症に気づいたのは約3年半前、本人から幻覚の自己申告があった後どんどん歩行が悪化し、寝たきり状態になりました。「猫背→背がピンと伸びる→手引きでやっと歩ける→歩けなくなる→寝たきりになる」という変化が、わずか1週間で起こったのです。

食事も食べさせないと食べられなくなり、摂取量がどんどん落ちていきました。

神経専門の大きな基幹病院を受診し入院しました。その後、幻覚、幻視に対して抗精神病薬が投与され寝たきりになりました。また、嚥下機能低下により誤嚥性肺炎で転院。それからは転院を繰り返すようになります。

最初の神経専門病院の主治医から出された診断は「レビー小体型認知症もしくは認知症を伴うパーキンソン病」でした。

薬は、ドネペジル（商品名アリセプト）3mgから始まり、5mgで維持。リスペリドン（リスパダール）は初期からずっと継続。さらに数種類のパーキンソン病治療薬が加えられ、薬漬けへと進んでいきました。以前から糖尿病があったので、その系統の薬も飲み続けていました。

ご家族は、なかなか良くならない（そればかりか、どんどん悪くなる）ので主治医に薬の変更を希望しましたが却下され継続されました。その後、転院した療養型病院でついに胃瘻造設になりました。

その後、病院を退院して施設に入所してからも処方は漫然と継続されていました。

ミエリン活性サプリがもたらした回復への道

薬の調節のための入院を終えて有料老人ホームへ戻る際、山中医師は施設の嘱託医へ次のような内容の手紙を書きました。

「診療情報提供書

○○クリニック　○○先生待史

患者名：○○○○
傷病名：
　認知症（レビー小体型認知症：DLBの疑い）、嚥下障害、パーキンソン症候群、胃瘻造設状態、2型糖尿病
紹介目的：
　入院経過のご報告および今後の経過観察につきましてお願い申し上げます。
経過：
　今までDLB疑いとの診断で経過の詳細をご家族より伺いましたが、初発よりパーキンソニズム、幻視、幻覚などの精神症状を主体に進行が早く、小生もDLBと断定できるかどうか確信は持てません。そうした中で、症状の改善に対するご家族の期待も大きく、薬物療法の変更を行いました。
　入院中、徐々にではありますが覚醒は良好となり、発語、会話なども改善しつつあります。嚥下の評価および嚥下訓練も行いました。経口摂取は未だ困難ですが、ご本人の意欲や上肢の動きなど改善傾向はみられています。
　また、処方薬のみでは限界があると考えられるため、ご家族に説明・了承のもと認知症

に対してミエリン活性サプリを併用しています。胃瘻より朝夕2カプセルずつ（脱カプセルして内容の粉末を）投与しています。しばらく継続していただきたく存じます。

健康補助食品ですが、フェルラ酸研究会などでも基礎研究から臨床応用で認知症や神経難病に対する効果が報告されています。

成分の陳皮（ヘスペリジン）とナリルチン、α－GPC（グリセロホスホコリン）がミエリン（髄鞘）の修復、再生に関与することによって神経伝達の改善効果があります。詳細は同封させていただきました資料をご参照いただければ幸いです。

ご家族のご希望もあり、小生の外来でも処方を含めて経過を診させていただきますが、平素の訪問診療などにつきまして何卒宜しくお願い申し上げます。

山中晃一郎」

その後、ミエリン活性サプリを開始して半年以上になりますが、経口摂取と在宅復帰を目指した取り組みを続けています。また、施設嚥下リハビリと身体リハビリも継続しています。

ミエリン活性サプリで改善がみられたため、薬は最小限に減らし、抗認知症薬ごく少量（イクセロンパッチ2・25㎎）と抗パーキンソン病薬少量を継続していましたが、やや焦燥感や興奮がみられ、幻覚、幻視も残っていたため、それもサプリメントを開始してから5ヵ月目で中止しました。それなのに悪化はなく、かえって幻覚や興奮は少なくなりました。体の動きも悪化していません。

代わりにフェルラ酸サプリを加え、ミエリン活性サプリと併用しています。

まだ車イスで歩行訓練中ですが、最近は歯磨きや自分で下着を着替えることができるようになりました。嚥下も改善して、ゼリーや少量の水分は飲めるようになっています。

ミエリン活性サプリが短期間で重症の患者さんを快方へ向かわせた事例です。

介護現場からの報告 01

介護付有料老人ホームの入居者がミエリン活性サプリメントで劇的に改善

認知症治療研究会
代表世話人
松崎一代 看護師

妻の死後認知症が悪化し精神科へ入院

取材当時（2018年12月）80歳だったその男性入居者Mさんは、6年前に妻を亡くしてから急激に認知症の症状が強くなりました。松崎一代さんは、Mさんご夫婦と一度だけ会ったことがあります。スキルス性のがんを患った奥さんを自宅で介護したいとMさんが願ったので、知人から相談を受けた松崎さんが在宅介護の段取りをつけました。訪問医を決め、福祉用具を手配しましたが、3日後ぐらいには奥様の容態が急変しました。病院に救急搬送され、そのまま亡くなられたのです。

Mさんと松崎さんの繋がりは、そのとき一回切れました。その後、独居になったMさんは、離れて暮らす一人息子夫婦が時折訪ねて来たり、お手伝いさんらに身の回りの世話をしてもらったりして暮らしていたそうです。

やがてMさんは、某有名大学病院でアルツハイマー型認知症の診断を受け、抗認知症薬ドネペジル（アリセプトまたはアリセプトの後発品）の処方が始まりました。最初は3㎎でしたが増量規定によって2週間後から5㎎になりMさんに易怒（副作用による病的な怒りっぽさ）が起きたのです。興奮を抑えるために、抗精神病薬のリスパダールが併用されました。抗認知症薬でアクセルをふかし（興奮させ）、抗精神病薬でブレーキを踏み込む（鎮静させる）、高齢者には非常に危険な治療法です。

その後Mさんはお手伝いさんに暴力行為を働いたり、家族に対して物盗られ妄想が出現したりしたため、家族も家に入れなくなりました。しばしばゴルフクラブを持って徘徊し、転倒を繰り返して顔面を縫合するようなケガをしたそうです。警察のお世話になるような出来事を繰り返したため、ついに精神科へ医療保護入院となりました。

当時の精神科病院の看護記録によると

「入院後も徘徊、ケア拒否、他患者様の私物を持ち出す行為あり。歩行のふらつきも出現したため、車イスでの拘束開始となる」

とあります。

精神科病院への入院は5ヵ月続きました。その間内服加療が続けられ、「内服コントロールで穏やかになった」との記載はありますが、投薬内容の記録は渡してもらえませんでした。かなりの薬で過鎮静されていたものと思われます。

施設へ入居し「悪性レビー小体型認知症」と診断

退院先に選ばれたのが、松崎さんの勤務する介護付有料老人ホームでした。ここで松崎さんたちのケアチームと出会ったことがMさんを救います。しかし、入居時の状態は車イスにて歩行不可、立位不可、上肢振戦あり、オムツ使用。発語はあるものの暴言ばかり、ケア拒否強く、引っかくなどの暴力行為あり。側にいる人にお茶をかけたりする。表情はいつも険しく硬く、最悪でした。精神科病院では（過鎮静状態だと介護施設でケアができないため）薬を弱めて退院させたようですが、最終処方薬は以下の通りでした。

①メマンチン20㎎（抗認知症薬）
②レスリン25㎎（抗うつ薬）
③ベシケア5㎎（頻尿薬）
④マグミット500㎎（便秘薬）
⑤タムスロシン0・2㎎（前立腺肥大治療薬）

施設では主治医（訪問医）と相談を重ね、内服薬の調整（見直し）を図りました。退院時の処方薬は、様子を見ながら全て中止していったのです。やがて易怒、暴力行為などのBPSD（認知症に伴う行動・心理症状）が出たので、クロルプロマジン（抗精神病薬だがもっとも歴史があり安全性が確立されているもの）の内服を始めました。しかし、増量とともに独語がひどくなってきたため中止せざるを得ませんでした。

次に他医師の助言もあり、抗てんかん薬のバルプロ酸の内服を開始しました。ようやく穏やかさが取り戻せたのは、この薬を1200㎎まで増量したときでした。

主治医が相談していた医師からは「悪性レビー小体型認知症」という診断が出ました。抗てんかん薬は、長期にわたって服用すると副作用が心配です。そこで、フェルラ酸サプリメント（3～4包）を投入し、抗てんかん薬の減量に取り組みました。向精神薬は急に減量すると危険なので、バルプロ酸の血中濃度を定期的に確認しながら、100mgまでに減量できました。下肢の力が出てトイレに座って排泄できるようになったのは、その頃からです。トイレ介助も2名から1名で行えるようになりました。何よりも、フェルラ酸サプリのおかげでケア拒否が消え、穏やかになったのが大きかったと松崎さんは語ります。

ミエリン活性サプリを加えて、劇的な変化を見せる

2018年9月3日から、ミエリン活性サプリを開始しました。朝1錠、夕1錠です。その後の経過は、施設ナースの所見と付添人（頻繁に訪問されている元秘書の方）の所見で見ていきましょう。

9月3日：ミエリン活性サプリ開始。落ち着いている。声掛けにうなずきあり（ナース）。ベッド上での会話はやや理解できたが、声に出して答えることはなかった（付添人）。

9月5日：食事摂取の姿勢が良くなっている（ナース）。「ご飯がおいしいと言う」。口数は少ないが、問いかけに的確な返答ができた（付添人）。

9月6日：今まで左手を使うことはなかったが、左手でお茶碗を持ち、右手に箸を持っ

て食べている。手の振戦も見られない（ナース）。会話の受け答えがしっかりしており、意識レベルは良いと感じた（付添人）。

9月10日：首の動きが良い。音のする方向へ振り向く。この日、抗てんかん薬のバルプロ酸を中止とする（ナース）。季節の話をすると「もう秋だね」と返答あり（付添人）。

9月11日：朝、新聞を読んでいる。声を出し、記事を指差して話をする（ナース）。訪問歯科受診後の会話には、的確な返答ができていた（付添人）。

9月20日：名前を呼ぶと「はい」と返答あり。会話時に発する声も大きく聞きやすい。ご家族の来訪があるかの質問に「会っていない」と返答あり。人物の認識ができていると感じた（付添人）。

9月22日：車イスから肩に手を回してもらって立位保持。歩行を促すと支えがあれば2～3メートルの歩行が可能。「歩けましたね」と言うと「もっと歩けるよ」と答える（ナース）。

9月28日：日中は車イスから椅子に切り替える。しっかり座位保持できて、2時間は座位可能。夜間、オムツのテープを外していたので注意すると「ははは、そうか」と笑って言われた（ナース）。熱心に新聞を読んでいた。テラスの散歩時には、雰囲気を楽しんでいた（付添人）。

9月30日：この日から手引き歩行が可能になる（ナース）。

10月3日：以前勤めていた職場の方が来訪された。認知症発症当初、関わっていたとのこと。様子の変化に喜ばれていた。Mさんは椅子に座って受け答えをしており、別れ際に涙を流した。訪問後「よかったですね」と言うと、嬉しそうにうなずいて「よかった」と言う（ナース）。

10月4日：入浴時、タオルを渡すと自分で体を洗い始める。ズボンの紐も自分で結ぶ（ナース）。

10月5日：起床時のケアでは、電気髭剃り器を持ち、自分でヒゲを剃る（ナース）。

ケアのあり方とミエリン活性サプリで驚くほどの改善

松崎さんたちの施設で大切にしていることがあります。絶対に過鎮静にはしないということです。生活上の基本動作、「食べる」「動く」「寝る」「笑う」を大切にし、これらの生活の質を落とさないように薬を調整します。医療的対応が必要な場合は当然ありますが、できれば薬は必要最低限に落とし、サプリメントで穏やかな暮らしを作っていこうとしています。Mさんの場合、フェルラ酸サプリは、フェルラ酸だけが入ったいちばんソフトなものを長く使ったのが良かったようです。

ミエリン活性サプリについては、松崎さん自身の言葉を聞きましょう。

「私たちはミエリン活性サプリが初めての経験だったので、驚くことの連続でした。結論から言えば〝食べる〟〝動く〟〝寝る〟〝笑う〟という私たちの生活目標を全て実現してくれたのが、このミエリン活性サプリだったと思います。認知症をこじらせて、精神科病院の入院で基本的な人間としての機能を全て奪われたような方が、食事も、座位も、歩行も、どんどんできていく。Mさんの回復があまりにすごいので、施設中の職員がみんな見にきましたから」

「Mさんの顔つきが変わったのは、ホームのイベントなどで写真を撮ったとき、前の写真と比べてみると一目瞭然です。それを言うと、本人はドヤ顔をするんですよ」

「11月には、昔よく通っていた馴染みの蕎麦屋さんに食べに行きました。深大寺の中の決まったお店ですが、認知症が始まって一人暮らしをしていたときはその店のおかみさんが安否確認係みたいなもので、〝今日も来てるから、大丈夫〟って、秘書さんとやり取りをしていたそうです。その日は食べやすいように短く切ってくださったので、おかわりまでして……。おかみさんも、再会と回復を大変喜んでくださいました」

ミエリン活性サプリは誤嚥《ごえん》にも効くと松崎さんは語ります。

「ご飯を食べているときに鼻水が出ている人がいます。スタッフが〝風邪をひいているんですね〟と言うのですが、鼻から唾液が逆流しているのです。それでも認知症の人って、食べられちゃう。これはもう誤嚥になるなと思いながら見ていたら、Mさんの鼻水はミエリン活性サプリを始めたとたんに止まりました。だから、このサプリは神経系にも効くのではないかと、お医者さんたちと話しています。PSP（進行性核上麻痺）やCBD（大脳基底核変性症）に試してもいいんじゃないでしょうか。実際、転倒が少なくなりますから」

2018年10月上旬時点でMさんに処方されていた内容です。

①ドパコール100㎎（抗パーキンソン薬）
②ツムラ八味地黄丸5㎎（頻尿の漢方薬）
③ドプス100㎎（すくみやふらつきの改善薬）
④リバスチグミン（商品名リバスタッチパッチ）1・125㎎（抗認知症薬）
⑤ビタメジン（複合ビタミン製剤）

⑥ベルソムラ10mg（不眠症改善薬）
⑦フェルラ酸サプリメント
⑧ミエリン活性サプリメント

多剤カクテル療法に見えますが、漢方薬とサプリメントを除けば5剤で、どれもごく少量です。特に抗認知症薬のリバスタッチパッチは、いちばん小さな4・5mgをハサミで4分の1に切った量を貼っています。

Mさんの現在の状態

2018年末の時点で、Mさんのミエリン活性サプリ摂取量は、朝夕3錠ずつです。栄養状態を測るアルブミン値が下がらないように、好物の温泉卵を毎日2個ずつ食べてもらっています。松崎さんたちスタッフと出る話は、「今度銀座に寿司を食べに行こう」「あそこのオムライスはおいしいから、ごちそうするよ」といった話です。

ミエリン活性サプリを始めて1ヵ月足らずでリクライニング式の車イスから普通の車イスに替えたときは、Mさんに好きな車イスを選んでもらいました。すると「これがいい」

とピンクの車イスを指したのです。見た目だけでなく乗り心地で決めましょうと提案したら、乗り心地も問題なかったのでピンクに決まりました。

それを見ていた介護用品のレンタル事業者さんが、「よかったですね。僕、初めてです。リクライニングの利用者さんが普通の車イスになったのを見たのは。本来なら、こうならないといけないんですよね。頑張ってください」と言ったのに対し、Mさんが「ありがとう。私は昔の記憶がないんだよ……」と返答したのです。それを聞いて、松崎さんたちスタッフはみんなで泣きました。

「でも、ミエリン活性サプリを始めた私たちは、これがゴールだとは思っていません。〝これからだよ、これからもっと良くしていけるよ〟と話し合っています」

松崎さんは、そう力強く語ります。

「利用者さんが良くなっていくのを見るのは嬉しいことですが、同時にスタッフが良くなっていくのを見るのも嬉しいものです。Mさんの場合、多くのスタッフが近づくのを嫌がっていました。〝松崎さん、あの人のところへは行きたくありません。引っかかれるから〟と言って。実際、ガーデニング用の分厚いビニール手袋をはめないと近づけないスタッフもいたんです。介護服の上から割烹着を着たり……。それなのに、今はみんなMさんのケアに行きたがります。看護師としては、こんな思いをさせたいのです」

「2018年のクリスマスが近づいた頃、私がMさんの近くで〝嫌ですね。今年も終わってしまいますね〟と話しかけるとMさんが〝俺も、そろそろ終わりかな〟と言うのです。笑いながら。そんな冗談を言う人だと思っていなかったから、びっくりしました」

「Mさんは、良くなったためにいろいろと介護内容を変えなければならなくなって、あるとき息子さん夫婦に施設へ来てもらいました。身元引受人の承諾を得ないといけないことがあったものですから。すると、Mさんを見た息子さん夫婦はビックリして〝何を飲ませてこうなったのですか〟と言われました。実際には薬を絞って、サプリメントを入れただけなんですけどね。打ち合わせが終わり、〝お父さんと話して帰ってください〟とお願いして、私たちは退室しました。10分持つかなと思っていましたが、40分近く話していらっしゃいました」

ミエリン活性サプリを試したのは、松崎さんたちに「あきらめない力」があったからです。それはエビデンスやガイドラインに盲目的に頼るのではなく、一人ひとりの利用者の様態を見ながら、まだ見ぬ医療と介護を試してみるリテラシー(能力)にかかっているのではないでしょうか。

介護現場からの報告 02

ミエリン活性サプリメントで認知症の母親を支えた

在宅介護の達人

きじとら さん

両親を東京へ呼び寄せて近距離介護をスタート

北九州出身のハンドルネーム「きじとらさん」は、取材当時（2018年12月）96歳の父親と90歳の母親をダブル介護していました。

長年東京で働いてきた「きじとらさん」は、1995年に両親を東京へ呼び寄せました。

取材当時父親は要介護1で独居。徒歩7分ほどのところに住んでいる「きじとらさん」は、週3回ほど父親のマンションへ行って身の回りの世話をし、そこから徒歩4分ほどの特別養護老人ホームに入居している母親を見舞います。

特養での生活は運動量も刺激も少ないので、「きじとらさん」は見事な「逆ショートステイ」で母親を連れ出しては自宅に外泊させ、母親の心身を活性化させています。そのことは後述するとして、母親に認知症が見つかったエピソードを振り返ってもらいましょう。

「2005年の後半、両親は10年ほど住んだ中古マンションに隣接する新築マンションに転居しました。至近距離ですから引っ越しもごく簡単に済み、一段落して夫婦2人で窓から外の景色を見ていたときのことです。母がごく普通の調子で〝おとうさん、あのマンションも新築ね。いつ建ったのかしら〟と言いました。その大きなマンションはバブル期に建てられたもので両親が東京に越してきたときはすでにそこにあり、母は10年以上そのそばを通って買い物に行っていたのに、です」

「その2、3年前から、おかしなことはたくさんありました。わが家と両親の住むマンションは近いので、両親は週に数回は猫の顔を見にわが家へ来ていました。ところがわが家の3匹の猫の名前が、母にはまったく覚えられなかったのです。当時、父は母が風呂に入らない、美容院にも行かないと嘆いていました。風呂に入るように勧めると毎回拒絶し、父がわざと怒って手厳しく言わないと3週間も入浴しなかったそうです」

「実は東京に転居してくる数年前、おそらく1991年頃のことだと思うのですが、すでに奇妙なことは起こっていました。帰省した私は不思議に思ったことがあります。母が作る料理の味付けがおかしくなっていて、性格も別人のように険しくなったのです。母はまだ60代半ばだったのでまさか認知症だとは思わず、父に訳もなく突っかかる様子を見ても単なる夫婦喧嘩だと思っていました。その状態はその後さらに悪化、最終的には父が激怒して家出しそうになったので田舎にいられなくなり、東京へ引っ越してくるきっかけになりました。母のこの異常な性格変化が認知症の前駆症状だったと気づいたのはずっと後になってからでした」

「初期のアルツハイマー型認知症」という診断が出る

「東京に転居してきた1995年から2005年頃まで、かかりつけ医は近隣の脳神経外科医も兼ねる内科医でした。ここで何度も異変を訴えたのですが聞き入れてもらえず、早期治療のチャンスを逃したのです。引っ越して景色を見間違う事件が起こった頃、私は両親に内緒で小平の国立精神・神経医療研究センター病院を予約しました。予約が取れたのは、年明けの2006年2月でした。78歳になったばかりの母は、この病院でアルツハイマー型認知症の初期であると診断されました。治療方法の説明が行われ、薬はドネペジル（商品名アリセプト）一種類しかないこと、それも進行を半年か1年遅らせる程度で根治させることはできないこと、10年ほどで寝たきりになる可能性が高いこと、などが告げられました。私はネット情報ですでに大まかなことを知っていたので、衝撃はありませんでした」

診断はこれでついたものの、「きじとらさん」と父親は、通院に便利なかかりつけ医に実際の治療をお願いしようと考えました。

そこで父親が母親を連れてかかりつけ医のところへ出向き、国立精神・神経医療研究センター病院でアルツハイマー型認知症と診断されたこと、しかし治療はここで受けたいことを丁寧にお願いしました。すると、かかりつけ医は激怒しました。

〝あなたが認知症なら、うちの患者の半分以上は認知症ですよ。そんなわけないでしょう！〟

と言われ、父親はこの医師への受診を諦めました。おそらくこの医師は、頭越しに大病院を受診されてプライドを傷つけられたのでしょう。

その後「きじとらさん」の母親は、国立精神・神経医療研究センター病院で〝初期のアルツハイマー型認知症〟と診断してくれた医師を主治医にしました。

そこからドネペジルの投与が始まりましたが、母親にはまったく奏功しませんでした。最初の半年~1年で病状は劇的に悪化し、特に短期記憶は氷壁を滑り落ちるようなスピードで悪くなりました。

母親はバスを乗り継いで遠くの体操教室に通っていましたが、道に迷うようになり、帰宅が何時間も遅れるような状態でした。やっと帰宅できても、自分が道に迷ったことを忘れているようでした。

当時はテレビで認知症の啓発キャンペーンが行われ、「早期受診、早期診断、早期治療」が大切であると訴えられていました。

その根拠は、「進行を遅らせる薬があるから」というものです。「きじとらさん」はそれを見て、「早期に見つけても、何の意味もない形だけのキャンペーンだ」と思いました。

「治療は私が主導権を握る」と決意

治療を始めると「きじとらさん」の母親は、短期記憶が維持できなくなっただけでなく、信じられないほど怒りっぽく不機嫌になりました。

「きじとらさん」は、ネット情報でドネペジルを包丁で半分に切って与えたり、少し休薬したり、主治医に頼んで抗精神病薬のグラマリールという薬を処方してもらってBPSD（認知症の行動・心理症状）に対応したそうです。

「グラマリールはできれば主治医から提案してもらいたかったのですが、私からお願いするしかありませんでした。私がリクエストすると、主治医は薬事法に触れない限り応えてくれることがわかったので、その後はそのスタンスで通すようになったのです。このやり方を開始したのは、2007年3月頃だったと思います。ちょうどその頃、フェルラ酸サプリメントというものが良いという情報を得たので、それも浴びせかけるように飲ませました。やがて凄まじかったBPSDがおさまり、半年ほどでグラマリールを離脱できました。フェルラ酸サプリを継続したのは、2017年にミエリン活性サプリを開始するまでの約10年間でした」

「2007年3月頃から独自のやり方を始めて、半年経ったころになると、母は〝蘇った〟と言えるほど状態が良くなりました。フェルラ酸サプリは、記憶の改善には効果を感じませんでしたが、BPSDには効果的でした。特に、落ち着かせる効果は大きかったと思います。不機嫌さは消失し、入浴させたり美容院に連れて行ったりすることにも抵抗しなくなり、顔つきも穏やかになりました。情緒が安定し、人の話に耳を傾けられるなら短期記憶は悪くても日常生活は乗り切れるものです。ちょうど失速して水面に激突寸前のグライダーに突然エンジンが取りつけられ、再び上空に舞い上がって滑空を始めたように感じました」

2011年、それまでドネペジルしかなかった抗認知症薬に、メマンチン（商品名メマリー）、リバスチグミンのパッチ製剤（2商品）、ガランタミン（商品名レミニール）の3薬が追加されました。同時にドネペジルの特許が切れて、約30社からジェネリックが発売されます。この年、ドネペジルは全ての薬を押さえて販売額第一位になるのです。

主治医はドネペジル以外の薬に積極的ではありませんでしたが、「きじとらさん」は他の薬も試したいと思いました。

メマンチンは以前輸入品を使ったところ易怒が出て失敗していたので、ガランタミンを希望しましたが、最高量でも弱すぎてダメでした。

ところが、最後に処方をお願いしたリバスチグミン（商品名リバスタッチパッチ）で驚くような効果が出ました。

リバスチグミンを9㎎から13・5㎎に増量した時点で若干の手応えを感じ、18㎎に増量した時点で母親の認知機能が明らかに良くなったのです。具体的には書けませんが、「きじとらさん」はリバスチグミンがあまりに母親に合うので、法定許容量を超えた使い方もしています。

「主治医は、私が勝手にとんでもないことをすることを知っていますが、それを頭ごなしに止めたりはしませんでした。これはとても大事なことだと思います。私も主治医に、次にトライすることは突飛なことでもなるべく先生に事前に言います。だから〝それをやると死ぬぞ！〟というときだけ私を止めてください、と言っていました」

父親が腰痛で倒れて最大のピンチに

2017年2月、主介護者の父親が腰椎圧迫骨折を起こして歩けなくなりました。それを機に、一人では迷子になる恐れがあるので外出は常に父親と一緒だった母親は家を出られなくなり、一挙に認知症が悪化したのです。

デイサービスを増やそうにも、父親が(立ち上がりに時間がかかり、腕を前に伸ばしにくくなったため)マンションの玄関のオートロックを開錠できず、送り出しと迎え入れのたびに「きじとらさん」が行くのは困難だったので、増やせませんでした。すると母親は、意思の疎通すら困難になり、ものの2ヵ月も経たないうちに「痴呆顔貌」になりました。目を開けたまま意識消失しているような、遠くをぼう然と見ているような表情になったのです。リバスタッチパッチはいくら何でもこれ以上増やせない量を貼っていたので、まったく手詰まりの状態になりました。

「それまでは、料理以外の家事は半分以上できていた母が、クレンザーと食器洗い洗剤の区別にすら時間がかかるようになりました。一回洗った食器を何回も洗ったり、洗っていないものをそのまま食器棚に仕舞ったりするのです。〝掃除機で掃除をお願いね〟と言っても〝……きょとんとした顔をして掃除機って、何？　……私はしたことがないからわからない……〟と答えます。レストランでは、いきなり箸で歯間をほじりだし、とても人前に出せない状態でした。さらに便失禁まで始まり、衣服や寝具を汚す事態が複数回起こりました。同居している父は、ストレスで倒れる寸前でした」

その後、ケアマネジャーの勧めで要介護認定を受け直し、「きじとらさん」の母親は要介護1から3に上がりました。2017年春のことでした。

数ヵ月後、父親が歩行器を使ってなんとか近場なら歩行できるまでに回復し、おかげで母親も外出できるようになりました。母親の認知症は最悪期を脱しましたが、結局父親の腰椎圧迫骨折前と同じレベルまでには戻りませんでした。

要介護3であれば、特養の申請ができます。しかし、都内は待機者が多く、数年間待たなければなりません。「きじとらさん」は、申請しても無駄だろうと思っていましたが、ケアマネジャーに添削してもらった申請書を出したタイミングが良かったためか、母親はその年の年末に特養に入所することができました。

ミエリン活性サプリで「時間が巻き戻された」

特養に入所する前、「きじとらさん」の母親は同じ特養のショートステイを使っていました。ミエリン活性サプリを始めたのはその頃2017年9月からです。すでにリバスチグミン以外の抗認知症薬は効かないことがわかっていたので、これまで助けられたフェルラ酸サプリからバトンタッチする感覚で朝2錠、夕2錠を飲み始めました。

改善の兆候が見えたのは、飲み始めてすぐでした。

「母の場合、このサプリメントを試した患者さんの中で、もっとも認知症歴が長いやっかいな患者だったと思います。まだ生きている神経細胞、ミエリン修復によって改善できる神経細胞の数そのものが減少しているに違いないからです。そこで、私の考えで朝晩3錠ずつに増やしました。成分から判断して、少し過量でも健康被害はないだろうと考えた結果です」

「ミエリン活性サプリ開始から3ヵ月の時点で、私は〝日常生活は大いに改善したけれども、記憶の改善だけはムリだろう〟と考えていました。でも、その予想も外れたのです。

認知症歴がまるまる12年になろうという母の記憶は、まだら模様ながら蘇りました。もし、初期の段階（神経細胞がたくさんある時期）から使えば、かなりの記憶改善効果があったことでしょう。これは想像の範囲ですし、もちろん効果があるかないかは人によって違うと思いますが……」

「ミエリン活性サプリの効果をひと言で言えば、〝時間を巻き戻してくれるような感じ〟です。そのことで父と話し合ったとき、飲み始めて9ヵ月の時点で〝4〜5年前の状態には戻っているね〟という意見で一致しました。うちの母は最初に短期記憶がまったくなくなったので、そこが完全に戻るということはやはり難しいのですが、掃除機の使い方がわからなくなっていたのが、また使えるようになったのです。昔の掃除機なので筒を繋がなければいけません。コードを引っ張ったり、終わったらボタンを押してビューッと戻したり。さらに、ウェットモップも使えるようになりました。ウェットシートの四カ所をピチッピチッと本体に留めて、少し拭いて汚くなったらひっくり返すのです。そういうこともまた一人でできるようになりました。できなくなって久しかった日常生活のさまざまなことが再びできるようになりました。使用しているリバスチグミンの量は半分以下になっているのですから、ミエリン活性サプリを飲んだ効果と言えるでしょう」

このように「きじとらさん」は、ミエリン活性サプリが劇的に効いたと語ります。「記憶力は可能な限り戻ったので後はどれだけ維持できるかですが、微妙な心の動きと言うのか、まわりに配慮するような気づかいの部分がどんどん良くなっているので、今後そちらの面での更なる回復が楽しみです」

現在の「きじとらさん」の母親の状態

「きじとらさん」の母親が入所したのは、古い特養の個室です。入所すると活動量、歩行量が極端に減るので、足腰が弱るのを防ぐためにできる限り外出させているそうです。特養からお出かけして民家で半日ほど過ごすレクリエーションを「逆デイサービス」と呼びますが、「きじとらさん」は父親と協力してこれをやっています。

これまでは月に2回、2泊3日程度自宅のマンションへ連れ帰っていました。そのほか、平均して月に1、2回は受診のために、週1回は体操のために外出させるそうです。

「特養はただ居させてくれるだけの所なので、活動がほとんどありません。ご飯はみんなと一緒に食べますが、デイサービスに比べてアクティビティ(趣味の活動やゲームなどのレクリエーション）が少ないので、外部との接触で刺激を確保するように努めています。家に帰るのは、最初は3泊4日と決めていたのですが、2泊3日になったり、1泊2日になったりします。母は嫌がらないのですが、父が疲れてしまって、良し悪しだなと思うようになったからです。今まで母のことばかり考えてきたので、これからは父のことも考えなければと思うようになりました。この前父と話したとき、〝お母さんが家に泊まると負担？〟と聞いたら、しばらく経って〝うーん、ちょっと負担……〟と返ってきたので（笑）。これからは日帰りにするかもしれません。それより母は外食が好きなので、その回数を増やそうかと思っています。母が好きなレストランがあるのですが、少し遠いのです。急行でひと駅行ったところにあるので、連れて行くときは自分で切符を買わせています。これも頭の訓練になりますから」

介護の達人とも呼ぶべき「きじとらさん」に、介護者へのアドバイスをもらいました。

「もの忘れ外来とか認知症専門医とかいう看板を掲げていても、そこに丸投げしておけば後はじっとしていても認知症を改善に導いてくれるなんてことは絶対にありません。これはぜひ強調しておきたい点です。患者家族にとっては頭の痛い話ですが、この点は12年前も今も変わっていません。たとえば抗認知症薬一つをとっても、「標準的な量」とか「この量以上でなければ効かない」などという言葉を愚直に信じてはいけません。認知症患者一人ひとりの適量には、相当な差があります。驚くほど少ない量で改善が見られることもあるし、逆に量がほんの少し多いだけでも副作用が強く出ることもあるのです。抗認知症薬はしばしば〝過ぎたるは及ばざるが如し〟になります。さらに厄介なのは、薬の量が不適切で悪化した場合でも、医師からは〝認知症が進行した結果だ〟と誤った判断をされてしまうことです」

「とにかく、個人差が大きいのが認知症の特徴だと思います。薬の種類と量の調整は、もっとも身近で患者を観察している家族にしかできないことです。そのためには、家族が薬に対する最低限の知識を持たなければなりません。抗認知症薬は4種類しかありませんから、どういう作用の薬なのか、覚える気さえあればすぐに理解できます。数週間もかからないでしょう。そして患者をよくよく観察することが大切です。あと、サプリメントについての勉強も必要です。サプリメントは実に玉石混交だからです。ネット情報は参考程度。自分で確かめてみる手間をおしまないことです。個人的な見解ですが、薬より効果がある場合だってあります。何より治療の選択肢を意識して広げないと認知症とは戦えませんから」

その後の経過――聴覚の改善

母親の脳内活性食開始から2年が経った「きじとらさん」から追加報告が届きました。それまでに獲得した改善のほかに、聴力分野が改善したという便りでした。「きじとらさん」は、母親の変化をこうまとめています。

1．音声を感知するセンサーの感度が良くなった

話の始まりを直ちに感知できるようになっています。最初の数秒を聞き逃さないので、話全体を理解しやすくなりました。

2．会話の音を感知できる距離が長くなった

父と母は90センチ幅のテーブルを挟んで会話をします。双方が腰掛けていて胸の部分はテーブルから15センチ離れていますから、2人は120センチほど離れているわけです。現在、その距離での会話に支障がなくなりました。

3．音声解析が会話の速さに遅れなくなった

以前は父が普通にしゃべるスピードと、母の頭が音を意味に翻訳するスピードが合わず、母は話が進むにつれて内容から取り残されていました。
そのため、苦し紛れにいい加減な応答をするのがお決まりのパターンでした。今では、耳から入ってくる音声の速さと、母の頭が翻訳する解析速度が合っています。

4. 長い話の本筋を捉えられるようになった

父は超高齢で滑舌が悪いことに加え、言い間違えたり、指示代名詞が多過ぎたり、話が飛んだり、ときに「何でそんなところで一呼吸入れるの？ 話がわからなくなるじゃない」と思うくらい話の途中で休んだりします。

だらだら話し、要点を簡潔に話すことができない人です。超高齢者の特徴とも言える話しぶりで、私でさえ聞いていてイライラします。

ところが今の母は、そんな要領を得ない父の話の全体像をまず掴み、その中の大意、真意をくみ取り、的確な推測も加えて「ははーん、この人、いろいろ言っているけど、つまりこういうことを言いたいんだな！」と自分の頭で判断して、正しい応答ができるようになっています。

「きじとらさん」が報告してきた1～4の変化は、まさに劇的です。現在の母親は、おうむ返しをしたりお茶を濁したりする感じはまったくなく、きちんと自分の考えも入れ込んだ的確な応答をして、会話のキャッチボールにズレが出ないと言います。

父親の言葉を借りると、「数ヵ月前とは全然違う」そうなので、聴覚の変化はごく最近現れた改善分野と言えるでしょう。

「きじとらさん」と母親との最近の会話をお聞きください。

「お母さん、お父さんの言うことは、だいたい一発でわかるの？」

「(変なことを尋ねるなあ……当たり前だろう、という顔をして)そりゃあわかるよ。でも、その場だけでね。それを覚えていられないこと、これがもう本当に困るよ」

「お母さん、この頃自分の耳が良くなった気がしない？」

「(ちょっと考えて)ああ、言われてみればそうだねえ。確かにそんな気がするよ。なぜなんだろう？」

自覚は少しばかりあるようです。

「きじとらさん」の母親の認知症はかなり長く、確定診断が下ってから13年半が過ぎています。そのため過去のスレッドを遡り、現在の状況はいつ頃に相当するか調べてみたそうです。

そうしたら、5〜6年前の状態まで戻っていることがわかりました。加齢に抗してそれだけ認知機能が戻ったということは、すごいことです。

「母の大幅改善は大変嬉しいのですが、この事実はにわかに他人には信じてもらえないと思います。話せば私はウソつきだと思われてしまうでしょう。今の母なら、絶対に特養に入れません。新たに認定を受けたら、要介護2も取れないだろうと父と話しています」

そう語る「きじとらさん」の顔は、戸惑いの言葉とは裏腹に、明るく輝いていました。

獣医師による症例報告

ミエリン活性サプリメントは、動物（老犬）の認知症にも効果を発揮しています

井本動物病院

院長

井本史夫 獣医師

ペットの高齢化は、今や社会的問題

「井本動物病院」は、横浜市青葉区を走る幹線道路沿いのマンションの地下1階にあります。東急田園都市線あざみ野駅徒歩12分という住宅地だけに、ペットを飼っているお宅が多い土地柄です。

井本獣医師は、帯広畜産大学を卒業後、約45年前にこの地で開業しました。最初の診療所はもっと奥の住宅地にありましたが、道路の開通に伴って現在地へ移転したのです。当

時は最寄りのあざみ野駅もなかったと言いますから、その後の発展が偲ばれます。そんな歴史ある動物病院なので、何代ものペットを診てもらっている常連さんが少なくありません。同時に、ペットの高齢化と認知症が大きな問題です。

飼い犬の高齢化問題を、井本獣医師はこう語ります。

「何代も動物を飼いますと飼い主さんの意識も高まり、普段から動物の健康状態に気をつけるようになりますので、がんや命取りになるような重度の疾病を発病しない限り長生きします。犬も高齢化によって中には認知症を発症する場合もあります」

井本動物病院には、認知症外来があります。以下は、井本動物病院のホームページからの引用です。

「老化に伴ってさまざまな変化が犬や猫の脳にも起きます。犬や猫も人のアルツハイマー型認知症やそれ以外の認知症に似た症状を見せることがあります。

〝夜哭き〟は飼い主さん家族だけでなくご近所迷惑にもなり、揉め事になることもあります。〝排泄場所の失敗〟や人や同居動物への〝攻撃性〟など、飼い主さんが困ってしまう症状をみせることもあります。また、徘徊や部屋の隅で動けなくなったり、犬が不安に襲われている症状もあります。アメリカでのある調査によりますと、『11歳～12歳の犬の28

%、15歳〜16歳の犬の68%に認知機能の低下がみられた』とのことです。

おうちの高齢犬がみせるさまざまな行動は、正常な高齢動物が見せる行動ではないかもしれません。井本動物病院では、早期発見とより良い治療ができるよう診療と研究を続けています。治療にはサプリメントや薬剤を使用しますが、副作用のないものや少ないものを選択します。

また、飼育環境の整備についてもアドバイスを差し上げますのでぜひご相談ください」

認知症の病型と薬の関係

高齢になった犬や猫が認知症を発症すると、飼い主が困る症状は、排泄の失敗、夜哭き、攻撃性と終末期の寝たきりだと井本獣医師は語ります。

「決められた場所で排泄できなくなり、排泄してはいけない場所で排泄してしまうのは記憶障害だと考えられます。幼犬のころ排泄場所を教えられて長い間習慣にしてきたのに、排泄場所を忘れてしまい失敗するのです。

夜哭きは、人の認知症の夜間せん妄や夕暮れ症候群によく似ています。また、老化に伴う脳血管性認知症のような症状は多いですね」

「飼い主に攻撃的になるケースも困ります。これは記憶障害、見当識障害のために相手が誰かわからなくなり、触られるのが嫌になっているにも関わらず触ろうとするから起こるわけです。中には噛んだら離さないタイプの攻撃をみせることがあります。これは新生児期にみられる原始反射の一つである咬《こう》反射なのかなと思いますが、はっきりしていません。あと、吸啜《きゅうてつ》反射ではないかと思われる行動もあります。飼い主が布団などをかけると、その端を乳首を吸うように吸うのです。それでぐっすり寝てくれるので、困らないからやらせている飼い主が多いです」

犬や猫が認知症になると、赤ちゃん返りのような症状をみせることがあるそうです。井本獣医師は使っていませんが、ドネペジル（商品名アリセプト）を用いてうまくいったという報告があります。その件をうかがうと、こういう答えが返ってきました。

「他方、あれはダメだった、行動がおかしくなったという報告もあるのです。犬猫の認知症に対して人用の認知症治療薬を使用するときの投与量については、まだしっかりした基準ができていません。安易に投与すると重篤な副作用が出ますので危険です。もし投与する場合は、人の規定量より少量を状態をみながらそろそろ使うというのが基本だと思います」

日本の場合、犬猫用に認知症の薬を作ろうとする動きはないそうです。それは、マーケットが非常に小さいからです。犬猫の薬剤メーカーは世界規模で考えています。マーケットとしてはアメリカがいちばん大きく、次はヨーロッパになります。そこで、アメリカなどで使われている薬を使うことになりますが、抗生物質などは使いやすいものの、BPSDの薬は使い方が難しいそうです。

以前から井本動物病院では、薬の代わりにフェルラ酸サプリメントを使って効果を上げてきました。最近ではそれにミエリン活性サプリが加わり劇的な効果が出ているようです。

フェルラ酸サプリの著効例

ジャック・ラッセル・テリアという種類のさほど大きくない活発な室内犬でした。認知症の最初の兆候は「あまりに動きすぎる」という行動です。13歳のときでした。

夜中の3時頃になると階段を1時間ほど毎日上り下りするようになったという飼い主の主訴です。言うならば「規則正しい徘徊」です。同居している他の犬との関係も悪くなり、仲が良かった犬が「えっ、変だな」という雰囲気を出し遠ざかるようになりました。かつては従順でしたが飼い主の言うことを聞かなくなったり、飼い主を朝早く起こしたりするようにもなりました。フェルラ酸サプリ1日2回（1回1包）の投与によって徐々に症状は改善し、投与開始から50日後には発症以前の元の行動に戻りました。

ミエリン活性サプリメントでの著効例

ミニチュア・シュナウザーという種類の15歳の立てなくなった犬のケースです。飼い主が大変心配しましたので、ミエリン活性サプリを与えたところ、5日目にはしっかり立って散歩できるようになりました。以下のような記録が残っています。

「11月22日、昨夜から立てず、イライラしている感じ。頭がのけぞって転倒。四肢には問題がない。補助をして立たせればなんとか立てる。ミエリン活性サプリ1カプセルを1日2回、投与開始」

「11月27日、しっかり立てるようになった。お水、ごはんOK。よく食べる」

この事例では、飼い主さんが歓喜したそうです。

「犬の場合、認知症の症状としてフラフラするということはよくあります。症状が進行していずれ歩行障害から立てなくなり寝たきりになります。私は、フラフラする状態ではミエリン活性サプリを使うようにしています。もう少し前のボーッとしている段階であれば、フェルラ酸サプリが有効です。ボーッとした状態が改善します。しかし、フラフラして壁にぶつかりながら歩くようになると、ミエリン活性サプリの出番ですね」

このように語る井本獣医師ですが、犬が立てなくなることを認知症と診断する根拠はどこにあるのでしょうか。

「加齢によって四肢の関節や脊椎を痛がって歩行ができなくなる場合と、突然立てなくなることとは分けて考えたほうがいいと思います。後者は椎間板ヘルニアなどの場合もありますが認知症に伴う歩行障害の場合もあります。認知症という言葉からは大脳の働きが悪くなるイメージしか思い浮かばないかもしれませんが、『加齢によって慢性的に脳と神経が変性していく病気』と考えれば、理解していただけるのではないかと思います。犬の歩行も人と同じく大脳だけでなく、脳幹部の中脳や脊髄からの指示や小脳が大きく関係しています。その上犬の場合、行動は人に比べて単純です。基本は食べる、歩く、寝るですから。犬自身のそれら基本的な行動の重要度は、人よりもはるかに高いのです。犬にとって立てない、歩けないということは、生きるか死ぬかの重みを持っていると思います。立てないのに立ち上がろうとする、もがく犬の姿をみたことのある人は、犬にとって立ち上がり歩くということがどれほどに重要かおわかりになると思います。立ち上がることのできない犬の不安感を想像してみてください。

犬の場合は人以上に筋肉が大切なので、大型犬などは歩けなくなると大腿部の筋肉はみるみる細くなります。立ち上がれないと寝たきりになります。ミエリン活性サプリでスムーズに立ち上がり歩ける時間を増やし、寝たきりでの不安な時間を短くできればと思っています」

井本獣医師は、フェルラ酸サプリは〝夜哭き、排泄場所の失敗、攻撃性〟に効き、ミエリン活性サプリはさらに認知症が進んで〝歩行があやしくなり寝ている姿勢から立ち上がるのに苦労している時期〟に効くと語ります。これからは、横浜市内で開いている研究会のメンバーにも協力してもらい、症例を増やしていくそうです。

サプリメントは人間でも動物でも効く

井本獣医師は、フェルラ酸サプリでもミエリン活性サプリでも、1例目から有効例を経験しました。しかし、多くの獣医さんたちは、ペットの認知症やBPSD（認知症による行動・心理症状）の改善にあまり関心を持たないようです。関心を持つのは、動物の問題行動に興味を持ったり、「行動治療」を手掛けている獣医師さんたちです。井本動物病院は行動治療を行っていて、ホームページにはこう書かれています。

「当院では、犬猫の問題行動に対する行動治療を行っています。

犬や猫と一緒に暮らす上で、困った行動が悩みの種になってしまうことがあります。最近では、動物が大きなストレスや不安を抱えてしまうことが原因で問題行動を起こしてしまうケースも増えています。また、しつけやトレーニングの失敗と思われていた問題行動が、実は脳神経やその他身体の病気のサインであることも少なくありません。

当院の行動治療では、獣医師が動物本来の行動特性に基づいて、治療やアドバイスを行います。実際の診察では、動物とご家族の普段の暮らし方や問題行動について詳しくお話をうかがい、身体的疾患との関連も考慮しながら、診断に合わせた治療プランや生活環境の工夫についてアドバイスいたします。

また、深刻な状況になる前に動物とご家族の絆をしっかりと作ることで問題行動を予防したり、新しく犬や猫を迎える前にみんなで楽しく暮らせるような環境を整えたり、動物の加齢・老化に合わせた生活環境づくりも大切です。子犬・子猫の飼育相談や老齢動物との生活に関することも、お気軽にご相談ください」

行動治療は、全国のどこの大学の獣医学科でも講座（研究室）があるわけではありません。どちらかといえば少数派です。井本獣医師は各地で行動療法の講演をしていますが、そこでサプリメントの効果について話すと「私は使いたいが、院長が許可しない」という反応が多いと言います。

受け入れてもらえるのは、ペットの問題行動に悩む飼い主さんたちです。夜哭きは周囲から苦情が来るので比較的早くから主訴として受診しますが、その他のＢＰＳＤが語られるのは、診察後の立ち話のときになります。「うちの犬が最近、排尿場所を失敗して困るんです」といった内容から飼い主が思い当たる話をして治療に結びつけていきます。

「こういう年齢だったら、こういう症状が出るでしょう」「あります、あります」と立ち話で盛り上がり、「いいサプリメントがありますよ」という流れになります。

その後は、口コミです。「フェルラ酸サプリで何とか老化を維持してきたがそろそろ持たなくなった、ミエリン活性サプリがいいらしいので試してみたい」

こんな話が口コミで広がり、井本動物病院には多くの問い合わせが寄せられています。

医《い》師《し》たちが選《えら》んだ認《にん》知《ち》症《しょう》への切《き》り札《ふだ》

2020年 8月17日 初版第1刷

著 者――――――工藤《くどう》千秋《ちあき》
編 者――――――現代書林特別取材班《げんだいしょりんとくべつしゅざいはん》
発行者――――――坂本桂一
発行所――――――現代書林
〒162-0053 東京都新宿区原町3-61 桂ビル
TEL／代表 03(3205)8384
振替00140-7-42905
http://www.gendaishorin.co.jp/

ブックデザイン＋DTP―――吉崎広明（ベルソグラフィック）
本文図版・イラスト―――にしだきょうこ（ベルソグラフィック）
編集協力―――――オフィスふたつぎ

印刷・製本 ㈱シナノパブリッシングプレス
乱丁・落丁本はお取り替えいたします。

定価はカバーに
表示してあります。

ISBN978-4-7745-1862-6 C0047